Grundzüge aktueller Onkologie

H. T. Steinmetz, S. Schmitz

Grundzüge aktueller Onkologie

ZUCKSCHWERDT

W. Zuckschwerdt Verlag
München · Wien · New York

Die Autoren:

Dr. med. H. T. Steinmetz, Priv.-Doz. Dr. med. S. Schmitz
Praxis für Hämatologie und Onkologie
Sachsenring 69
50677 Köln
praxis@oncokoeln.de

Produkthaftung
Für Angaben über Dosierungsanweisungen oder Applikationsformen kann vom Verlag oder den Autoren trotz sorgsamer Erarbeitung keine Gewähr übernommen werden. Derartige Angaben müssen vom jeweiligen Anwender im Einzelfall anhand anderer Literaturstellen oder der Fachinformationen der Hersteller auf ihre Richtigkeit überprüft werden.

Auslieferungen W. Zuckschwerdt Verlag GmbH

Brockhaus Kommission	Österreich:	USA:
Verlagsauslieferung	Maudrich Verlag	Scholium International Inc.
Kreidlerstraße 9	Spitalgasse 21a	151 Cow Neck Road
D-70806 Kornwestheim	A-1097 Wien	Port Washington, NY 11050

Bibliografische Informationen Der Deutschen Bibliothek
Die Deutsche Bibliothek verzeichnet diese Publikation in der Deutschen Nationalbibliografie; detaillierte bibliografische Daten sind im Internet über http://dnb.ddb.de abrufbar.

Printed in Germany by grafik + druck, München

ISBN 3-88603-841-6

Inhalt

Vorwort

Tumorerkrankungen sind mit steigender Tendenz bereits heute die zweithäufigste Todesursache in den westlichen Industrienationen. In zehn Jahren, so rechnet man, wird Krebs die häufigste Todesursache in der Bundesrepublik Deutschland sein. Immer mehr Patienten sind von der Erkrankung betroffen, da die Zahl älterer Menschen stark zunimmt und außerdem eine steigende Inzidenz einiger Malignome festgestellt wird. Gleichzeitig sind die Behandlungsmöglichkeiten in den letzten zwei Jahrzehnten drastisch verbessert worden. Es können immer häufiger erfolgreiche Langzeitbehandlungen durchgeführt werden, obwohl die Krebserkrankung bereits fortgeschritten ist. So leben heute in Deutschland ca. 5 Millionen Menschen mit der Diagnose Krebs. Aber auch im frühen, lokalisierten Stadium ist ein bösartiger Tumor immer eine Erkrankung, die nicht nur den Körper, sondern auch die Seele des Patienten beeinträchtigt. Krebs muss daher in der Regel als eine chronische Systemerkrankung verstanden werden, die eine kontinuierliche Betreuung durch den Hausarzt zusammen mit dem Onkologen und Spezialisten erfordert.

Im Zeitalter der spezialisierten Medizin ist es nicht mehr zeitgemäß, dass ein Arzt für alle Probleme zuständig ist. Die spezielle Diagnostik und Therapie des Krebses wird in kompetenten Praxen oder Kliniken durchgeführt werden. Gerade deshalb aber wird die Rolle des Hausarztes immer wichtiger. Alle unsere Patienten suchen nach einem vertrauenswürdigen, kompetenten und professionellen Berater, der sie in den Mühlen der Spezial- und Apparatemedizin nicht alleine lässt. Hierbei ist nicht das Wissen um die „beste Operationstechnik bei der Rektumamputation“ oder die „Pharmakokinetik der neuen Platinanaloga“ gefragt. Der Hausarzt ist gefordert, weil er eine Kombination aus menschlicher Zuwendung mit dem Wissen um die individuelle familiäre

Situation einerseits und medizinisches Wissen um den gesamten Behandlungsplan andererseits bieten kann. Gerade hierzu will das vorliegende Büchlein eine Hilfestellung sein. Es geht um die Behandlungsstrategien, die Ziele und Möglichkeiten, die unseren Patienten von der modernen Krebsmedizin geboten werden. Die Broschüre richtet sich deshalb bewusst nicht an den Kollegen, der „Spezialist für die Behandlung des fortgeschrittenen Magenkarzinoms“ werden will. Der sollte auf die bereits existierenden guten Fachbücher zurückgreifen. Ziel war es vielmehr, die Grundzüge der Betreuung von meist chronisch kranken Krebspatienten darzustellen. Der wichtigste Adressat ist deshalb der Hausarzt und der hausärztlich tätige Facharzt. Es ist geschrieben für alle, die an Krebsmedizin interessiert sind sowie für alle Lernenden.

Nach fast 20 Jahren Tätigkeit in der wissenschaftlich orientierten Onkologie, von denen die letzten sieben Jahre nicht an einer Universitätsklinik, sondern in einer Schwerpunktpraxis für Onkologie stattfanden, sind wir selber der festen Überzeugung, dass die größte ärztliche Herausforderung nicht in der modernsten Technik oder chemotherapeutischen Kombination liegt. Es ist vielmehr die vornehmste und oft schwierigste ärztliche Kunst, diese Methoden in verständlicher und menschlicher Form unseren Patienten zu vermitteln und individuell anzuwenden. Das Buch ist ein Plädoyer für eine enge Zusammenarbeit des Facharztes mit dem Hausarzt. Das Tandem – Hausarzt und Onkologe – ist uns die beste Gewähr dafür, die Fortschritte der „Hightech-Onkologie“ zum Nutzen unserer Patienten umzusetzen.

Köln im Februar 2004

H. Tilman Steinmetz *Stephan Schmitz*

1. Einleitung und Epidemiologie

Bösartige Neubildungen sind nach den Krankheiten des Kreislaufsystems die zweithäufigste Todesursache in Deutschland. Jeder dritte Deutsche stirbt zurzeit an einer Krankheit des Kreislaufsystems und jeder Vierte an Krebs. In zehn bis 20 Jahren jedoch wird Krebs wegen zunehmender Inzidenz, vor allem aber wegen der demographischen Entwicklung die häufigste Todesursache werden.

Die Inzidenz von Krebs, also die Zahl der Neuerkrankungen pro Jahr bezogen auf die gesamte Bevölkerung, liegt in Deutschland im Durchschnitt aller EU-Länder. In der Bundesrepublik muss pro Jahr mit etwa 165 000 Neuerkrankungen bei Männern und mit etwa 174 000 Erkrankungen bei Frauen gerechnet werden. Da kein einheitliches, flächendeckendes Krebsregister existiert, muss diese Zahl aus den vorhandenen Registern (z.B. Saarland) geschätzt werden. Die häufigsten Krebsneuerkrankungen bei Männern sind Bronchialkarzinome, Prostata- und Dickdarmkrebs, während bei Frauen das Mammakarzinom, Dickdarmkrebs und Leukämien/Lymphome am häufigsten vorkommen. In Tabelle I ist die Inzidenz der sechs häufigsten Krebserkrankungen für das Jahr 1997 angegeben. Im Jahr 1997 sind in Deutschland 107 618 Männer und 102 472 Frauen an Krebs verstorben. Die sechs Krebserkrankungen, die am häufigsten zu diesen Sterbefällen geführt haben, sind ebenfalls in Tabelle I aufgeführt.

Krebs betrifft Menschen in allen Altersstufen, wird aber überwiegend bei Älteren diagnostiziert. Im Mittel sind Männer 65,6 und Frauen 67,2 Jahre alt, wenn sie an Krebs erkranken. Etwas mehr als ein Viertel der Patienten, 26,3% der Männer und 27,1% der Frauen, sind jünger als 60 Jahre, wenn sie mit der Diagnose konfrontiert werden. In jedem Fall bedeutet die Diagnose „Krebs“ für den Betroffenen eine massive psychi-

Tabelle I. Die häufigsten Krebs-Neuerkrankungen (Inzidenz) und Krebstodesfälle (Mortalität) 1997 in Deutschland.

Männer		
Neuerkrankungen	Lunge	17,1%
	Prostata	16,9%
	Dickdarm + Mastdarm	14,6%
	Leukämien + Lymphome	10,1%
	Harnblase	6,2%
	Magen	5,9%
Sterbefälle	Lunge	26,4%
	Dickdarm + Mastdarm	12,7%
	Prostata	10,6%
	Leukämien + Lymphome	7,2%
	Magen	6,8%
	Bauchspeicheldrüse	5,0%
Frauen		
Neuerkrankungen	Brustdrüse	26,4%
	Dickdarm + Mastdarm	15,9%
	Leukämien + Lymphome	9,6%
	Gebärmutterkörper	5,8%
	Lunge	5,1%
	Magen	4,8%
Sterbefälle	Brustdrüse	17,9%
	Dickdarm + Mastdarm	15,7%
	Lunge	8,6%
	Leukämien + Lymphome	7,6%
	Magen	6,7%
	Eierstock	6,3%

sche Beeinträchtigung und in vielen Fällen auch eine deutliche Verkürzung der Lebenszeit. So sterben von 100 Krebspatienten mehr als die Hälfte innerhalb der ersten fünf Jahre nach der Diagnose. Die Fünfjahres-Überlebensrate bezogen auf alle Krebsarten ist für Männer niedriger als für Frauen und im Osten von Deutschland niedriger als im Westen. Sie beträgt für Männer im Osten 26,5% und im Westen 38,9%. Fünf Jahre nach der Diagnose Krebs leben im Osten noch

44,8% der Frauen und im Westen 50,4%. Die Diagnose einer bösartigen Erkrankung bedeutet somit meist eine massive Beeinträchtigung der Lebenserwartung. Männer und Frauen verlieren im Mittel acht Lebensjahre, wenn die Diagnose Krebs gestellt wird.

Einerseits haben Tumorerkrankungen eine einschneidende individuelle Bedeutung, andererseits kommt dem „Krebs“ eine enorme volkswirtschaftliche Bedeutung zu. Für die Volkswirtschaft ist neben der tumorspezifischen Inzidenz und dem mittleren Erkrankungsalter die Prognose der jeweiligen Tumorart wichtig. Für den einzelnen Patienten kann statistisch berechnet werden, wie viele Lebensjahre er abhängig von der Krebsdiagnose mit ihrer jeweils spezifischen Prognose verliert. Hierzu zwei Beispiele:

Die Zahl der jährlichen Neuerkrankungen an Darmkrebs liegt z.B. für Männer bei über 24 000 und für Frauen bei nahezu 28 000. Männer erkranken im Mittel mit 68,1 Jahren und Frauen mit 72,3 Jahren. Die relative Fünfjahres-Überlebensrate liegt für Männer bei 48% und für Frauen bei 51%. Somit führt die Erkrankung bezogen auf alle deutschen Männer zu einem Verlust von über 165 000 Lebensjahren und bei den Frauen zu einem Verlust von 184 000 Lebensjahren. Für einen einzelnen Patienten liegt der Verlust an Lebenserwartung für beide Geschlechter bei sechs Jahren.

Ein anderes Beispiel, an dem man die volkswirtschaftliche und individuelle Bedeutung von Krebs veranschaulichen kann, ist Brustkrebs. In Deutschland erkranken jährlich nahezu 46 000 Frauen, davon etwa 17 000 im Alter unter 60 Jahren. Brustkrebs ist die häufigste Krebserkrankung der Frau und ist für 26% aller Krebs-Neuerkrankungen und 18% aller Krebstodesfälle verantwortlich. Das mittlere Erkrankungsalter liegt bei 63,5 Jahren. Die relative Fünfjahres-Überlebensrate beträgt heute etwa 73%. Brustkrebs verursacht bei Frauen mit fast 310 000 Jahren den größten durch Krebs bedingten Verlust an Lebensjahren in Deutschland. Durch die Diagnose Brustkrebs wird die Lebenserwartung einer Frau um durchschnittlich sechs Jahre verkürzt.

Erfreulicherweise ist in den letzten 40 Jahren ein Rückgang der Krebssterblichkeit festzustellen. Hierfür müssen viele verschiedene Ursachen angenommen werden. Sicherlich spielen die verbesserten Früherkennungsmaßnahmen eine wichtige Rolle. Auch die Behandlungsmöglichkeiten sind bei vielen Tumorarten effektiver geworden, sodass mehr Menschen geheilt werden können. Es ist aber auch eine Verschiebung innerhalb der Krebsarten festzustellen. So geht beispielsweise die Zahl der Neuerkrankungen an Magenkrebs zurück, während Dickdarmkrebs zunimmt. Da Magenkrebs eine höhere Sterblichkeit hat als Dickdarmkrebs ist somit die Gesamtsterblichkeit an Krebs rückläufig.

Die rückläufige Krebsmortalität bei vielen Tumorerkrankungen seit den 1970er Jahren ist zu einem guten Teil auf den medizinischen Fortschritt zurückzuführen. Dies lässt sich in kaum einem anderen Gebiet der Inneren Medizin so eindrucksvoll nachweisen wie in der Onkologie. So wurde jüngst eine Analyse von Patientinnen mit Brustkrebs veröffentlicht: Die Fünfjahres-Überlebensrate hat sich seit 1974 vervierfacht. Wurde die Diagnose eines Brustkrebsrezidives in den Jahren zwischen 1974 und 1979 gestellt, lebten fünf Jahre später nur noch 10% der Frauen. 20 Jahre später, im Zeitraum zwischen 1995 und 2000, lebten fünf Jahre nach der Rezidivdiagnose immerhin noch 40% der Frauen. Diese erfreuliche Entwicklung ist durch viele verschiedene Faktoren begründet. Zu diesen gehören die erweiterten diagnostischen Möglichkeiten genauso wie die zunehmende Zahl neuer Behandlungsstrategien und Medikamente. Gerade bei der medikamentösen Systemtherapie, ist die Entwicklung neuer Substanzen, neuer Wirkprinzipien und effektiver Kombinationen besonders stürmisch. So kommt es, dass bei einigen Tumorarten, bei denen vor zehn Jahren noch eine große

Zurückhaltung beim Einsatz von palliativen Chemotherapien gelehrt wurde, heute bereits über Second-Line-Chemotherapien nach Versagen der Erstbehandlung diskutiert wird. Dies gilt z.B. beim Bronchialkarzinom oder dem fortgeschrittenen Pankreaskarzinom, das noch vor zehn Jahren als nahezu unbehandelbar galt. Heute ist die Lebenserwartung beim Pankreaskarzinom durch entsprechende Therapien um 30% gestiegen. Vor allem aber wird durch die Behandlung die Lebensqualität der Patienten verbessert.

Krebs ist in den letzten Jahrzehnten zu einer Volkskrankheit geworden und die Zahl der Patienten nimmt weiter zu. Jeder Arzt, vor allem der Hausarzt wird täglich mit Tumorpatienten konfrontiert. Die Zeiten des therapeutischen Nihilismus sind vorbei, da für alle Tumorkranken effektive Behandlungsmöglichkeiten existieren. Diese sind zwar leider nur selten auf die vollständige Heilung des Patienten ausgerichtet, können aber in fast allen Fällen zu einer Verbesserung der Lebensbedingungen und meist auch zur Lebensverlängerung beitragen. Das Charakteristikum der Behandlungsstrategien ist das Zusammenwirken der verschiedenen Fachdisziplinen. Die Onkologie ist deshalb wie kein anderes Fachgebiet durch ihre interdisziplinären Strategien in Diagnostik und Therapie gekennzeichnet. An erster Stelle steht die enge Zusammenarbeit zwischen dem Hausarzt und dem Onkologen. Diese beginnt bereits bei der Planung der Diagnostik und setzt sich anschließend bei der Therapie fort. Die intime Kenntnis der Lebensumstände eines Patienten, die Vorbefunde mit Begleiterkrankungen und die Basisdiagnostik durch den Hausarzt wird ergänzt durch den Onkologen, der eine spezifische Diagnostik beiträgt und häufig die Koordination mit anderen Fächern übernimmt. Durch enge Kooperation kann dem Patienten zunächst eine rasche ambulante Diagnostik ermöglicht werden, wodurch Krankenhausaufenthalte meist vermieden werden können. Später wird ebenfalls in Kooperation mit allen notwendigen Fachdisziplinen ein Behandlungsplan aufgestellt. Dem Hausarzt obliegt hierbei die kontinuierliche Betreuung zusammen mit dem Onkologen. Bei Bedarf werden andere Fachdisziplinen wie z.B. Pulmologen, Gastroenterologen, Gynäkologen, Radiologen, Chirurgen oder Strahlentherapeuten hinzugezogen.

2. Tumorgenese und Prävention

Warum habe ich Krebs? Wodurch wurde die Erkrankung verursacht? Warum hat es gerade mich getroffen? Jeder Patient stellt diese Fragen, aber wir können sie meist nicht beantworten. Nur in seltenen Ausnahmefällen lässt sich eine einzelne Ursache für die Entstehung einer Krebserkrankung verantwortlich machen. Fast immer liegt eine multifaktorielle Genese vor. Häufig findet man eine gewisse genetische Prädisposition, zu der mehrere exogene Faktoren (Karzinogene) hinzukommen. Auch wenn die Frage nach der Kausalität im Einzelfall meist sehr schwierig zu beantworten ist, so können aus epidemiologischen Untersuchungen doch sehr wichtige Erkenntnisse über die Krebsentstehung gewonnen werden. Diese epidemiologischen Untersuchungen helfen zwar dem einzelnen Patienten nicht, geben aber sehr wertvolle Hinweise für das Verständnis von Krebs und für mögliche prophylaktische Interventionen.

Epidemiologische Daten zeigen, dass Rauchen der bedeutendste Einzelrisikofaktor für Krebs ist. Durchschnittlich ist Tabakkonsum an der Entstehung von 25–30% aller Krebsarten beteiligt. Dazu gehören Tumoren der Mundhöhle, der Speiseröhre, des Kehlkopfes, der Lunge, der Bauspeicheldrüse, der Harnblase und des Gebärmutterhalses. Aus dem eindeutigen Zusammenhang von Rauchen und Krebs ergibt sich die dringende Notwendigkeit für eine Eindämmung des Tabakkonsums. Gleichzeitig sollten diese Daten Anlass dafür sein, die Krebsschutzmechanismen besser zu erforschen. Dazu gehört die Frage zu beantworten: „Warum bleiben mehr

Raucher gesund und bekommen keinen Lungenkrebs, als Raucher erkranken". „Welche „endogenen"? Faktoren schützen den 90-jährigen Kettenraucher und welche lassen die 35-jährige Frau erkranken?"

Den Ernährungsgewohnheiten wird ein Anteil von 20–42% an der Krebsentstehung zugeschrieben. In den westlichen Industrienationen hat sich die Nahrungszusammensetzung in den letzten hundert Jahren deutlich verändert. Durchschnittlich wird ein höherer Anteil tierischer Fette in der Nahrung und Übergewicht in der Bevölkerung festgestellt. Außerdem ist der Anteil an Ballaststoffen und Vitaminen geringer. Diese Veränderungen werden mit der Entstehung der meisten Tumoren des Gastrointestinaltraktes in Verbindung gebracht: Krebs der Mundhöhle, der Speiseröhre, des Kehlkopfes, der Bauspeicheldrüse, von Magen und Darm, wahrscheinlich aber auch der Brustdrüse und der Prostata.

Alkoholkonsum spielt mit einem geschätzten Anteil von 3% eine im Verhältnis geringere Rolle bei der Krebsentstehung. Alkohol wird mit Krebs der Mundhöhle, des Rachens, der Speiseröhre, des Kehlkopfes, der Bauspeicheldrüse und der Leber in Verbindung gebracht.

Der Exposition mit Karzinogenen am Arbeitsplatz wird ein sehr viel geringerer Anteil (4–8%) an der Entstehung von Krebserkrankungen zugeschrieben als den Ernährungsgewohnheiten und dem Nikotinkonsum. Durch die Identifizierung und Vermeidung gefährlicher Substanzen (z.B. Asbest, Benzole) sowie durch die strengen Arbeitsschutzvorschriften ist außerdem ein Rückgang von Neuerkrankungen durch berufliche Noxen zu erwarten, der sich in den Statistiken niederschlagen wird. Auch hier gilt, dass der Krebs in der Regel nicht alleine durch die berufliche Exposition ausgelöst wurde, sondern dass diese als eine mögliche Mitursache an der Entstehung beteiligt ist. Die Exposition gegenüber Karzinogenen am Arbeitsplatz wird vor allem mit

Krebserkrankungen der Lunge, der Harnblase und der Blutbildung in Verbindung gebracht.

Durch die Fortschritte in der Gentechnologie ist es gelungen, bestimmte Gene zu lokalisieren und zu beschreiben, die mit der Entstehung von Krebs in Zusammenhang gebracht werden. Mit weiter fortschreitendem Wissen ist zu erwarten, dass sich jede Krebserkrankung bis auf die molekulargenetische Ebene verfolgen lässt. Unter den so genannten „Krebsgenen“ werden Gene verstanden, die sich zum Teil nur durch geringe Veränderungen von den normalen Genen unterscheiden, aber substanziell an den Prozessen des malignen Wachstums, der ungehemmten Zellteilung oder der Metastasierung beteiligt sind. Ein „Krebsgen“ bedeutet in den meisten Fällen nicht, dass der Betroffenen mit 100%iger Wahrscheinlichkeit an Krebs erkrankt. Auch hier müssen mehrere Faktoren zusammenkommen, damit bösartiges Wachstum entsteht. Genetische Faktoren können spontan entstandene Veränderungen des Erbgutes einer Zellreihe sein, die eine erhöhte Anfälligkeit des Patienten für einen bestimmten Tumor zur Folge haben. In einigen Fällen sind aber auch erbliche Gene beschrieben worden, die von den Eltern auf die Kinder übertragen werden können und für den Betroffenen ebenfalls ein erhöhtes Risiko für eine oder mehrere Tumorarten bedeuten. Ein bekanntes Beispiel sind die Familien in denen die „Brustkrebsgene“ BRCA 1 oder 2 vorkommen. Durch diese Gene wird die Wahrscheinlichkeit erhöht, dass eine Frau an Brustkrebs erkrankt. Generell wird der Einfluss solcher vererblicher „genetischer Faktoren“ bei der Krebsentstehung auf 5–10% geschätzt. Die einfachste genetische Analyse eines Patienten, die jedem Arzt jederzeit zu Verfügung steht, ist deshalb die Familienanamnese, aus der wichtige Risikofaktoren abgelesen werden können. Eine genetische Beteiligung der Krebsentstehung ist beschrieben bei Erkrankungen des Auges, der Brust, der Eierstöcke und des Darmes.

Der Schadstoffbelastung unserer Umwelt wird ein Anteil von 2% vor allem bei Lungenkrebs zugeschrieben. Infektiösen Erregern, meist Viren, wird dagegen weltweit ein Anteil von 15% beigemessen. Gesichert sind die Zusammenhänge von Hepatitis B- und C-Viren bei der Entstehung von Leberkrebs, Papillomviren bei Gebärmutterhalskrebs, Epstein-Barr-Viren bei Lymphomen, HI-Viren bei bestimmten Hauttumoren und Lymphomen sowie von Helicobacter pylori-Bakterien bei Magenkrebs und Magenlymphomen.

Aus den epidemiologisch gewonnenen Daten zur Krebsentstehung können wichtige Präventionsmaßnahmen abgeleitet werden. Die wichtigsten sind die Reduktion des Tabakkonsums und eine bewusste Ernährung, die auf Vermeidung von Übergewicht sowie einen hohen Anteil von Vitaminen und Ballaststoffen unter Reduktion von tierischen Fetten Wert legt. Durch die strengen Arbeitsschutzmaßnahmen ist es in den letzten Jahren vermutlich bei den beruflichen Expositionen zu einer derartigen Risikoreduktion gekommen, dass sich dies in den Statistiken der nächsten zehn bis 20 Jahre widerspiegeln wird. Übermäßiger Alkoholgenuss ist selbstverständlich ebenso zu meiden, wie eine zu intensive UV-Exposition (Sonne), die für die steigende Inzidenz maligner Melanome in den südlichen Ländern (vor allem Australien) verantwortlich ist. Die wahrscheinlich beste und kosteneffektivste Präventionsmaßnahme, wäre eine breite „Gesundheitserziehung" in den Schulen.

Ein besonders spannendes Gebiet der Onkologie ist die medikamentöse Krebsprävention. Hiermit soll bei Menschen, die eine bestimmte Risikokonstellation aufweisen, die Krebserkrankung durch Medikamente aktiv verhindert werden. Während für den Raucher eine Zigaretten-Entwöhnungskur, also das Vermeiden der Krebsnoxe, die zunächst wichtigste Präventionsmaßnahme ist, könnte es durch Medikamente in Zukunft auch bei bestimmten genetischen Dispositionen eine Prävention geben. Zurzeit werden verschiedene Studien durchgeführt, um mit Medikamenten Krebs zu verhindern. So wird z.B. der Wert von Antiöstrogenen bei Frauen mit einem hohen Brustkrebsrisiko untersucht. In anderen Studien werden Entzündungshemmer zur Prävention von Dickdarmkrebs erforscht. Derzeit aber gibt es auch für Hochrisikopatienten noch keine gesicherten Empfehlungen.

3. Vorsorgeuntersuchungen

Grundsätzlich ist es viel sinnvoller die Entstehung von Krebs zu vermeiden, als ihn nur frühzeitig zu erkennen. An erster Stelle der medizinischen Bemühungen sollten deshalb Krebspräventionsprogramme mit entsprechender Gesundheitserziehung stehen, um die Krebsinzidenz zu senken. Unter Krebsvorsorge werden gemeinhin all die Maßnahmen verstanden, die dazu dienen, eine Krebserkrankung möglichst frühzeitig zu entdecken und durch den frühen Krebsnachweis eine Heilung herbeiführen zu können. Eine sinnvolle Krebsvorsorge ist somit die wichtigste Maßnahme, um die Mortalität der Erkrankung zu senken. Deshalb sind auch hier erhebliche Anstrengungen nötig, um ein verbessertes Bewusstsein in der Bevölkerung zu schaffen. Leider nimmt die Diskussion um Vorsorgeuntersuchungen häufig groteske Formen an, vor allem wenn sich medizinische Laien wie betroffene Politiker(innen) in die Diskussion einmischen und Wunschdenken das Handeln bestimmt. Gerade bei den Vorsorgeuntersuchungen ist das richtige Augenmaß wichtig. Eine übereifrige „Vorsorge“ kann mehr Sorgen bereiten als nützen. Das kürzlich publizierte Ergebnis des Neuroblastom-Screenings bei Kindern kann hier ein lehrreiches Beispiel sein: Es bestand die Vermutung, dass ein regelmäßiges frühes Screening von Kleinkindern zu einer verminderten Sterblichkeit an Neuroblastomen führen kann. Folgerichtig wurde eine große Studie durchgeführt, bei der in Urinproben von Kleinkindern nach der Erkrankung gefahndet wurde. Als Ergebnis fand sich tatsächlich eine höhere Inzidenz von Neuroblastomen in der Screeninggruppe verglichen mit der Kontrollgruppe. Das bedeutet, dass die Erkrankung durch das Screening tatsächlich bei asymptomatischen Kindern festgestellt werden konnte. Leider führte dies nicht wie beabsichtigt zu einer geringeren Sterblichkeit an Neuroblastomen. Dies lag daran, dass in vielen Fällen offensichtlich „harmlose" Frühstadien entdeckt wurden, bei denen es zu Spontanheilungen kommen kann. Es wurden sicher auch echte Frühfälle gefunden, die jetzt frühzeitiger behandelt und meist geheilt werden konnten. Aber diesen Kindern mit einer „echten Frühentdeckung" stehen die Kinder entgegen, bei denen die Erkrankung von alleine wieder verschwunden wäre, ohne jemals ausgebrochen zu sein. Diese Kinder haben jedoch wegen des vermeintlich gefährlichen Neuroblastom eine Polychemotherapie erhalten, die neben der seelischen Belastung auch viele Nebenwirkungen und Komplikationen bis hin zum Tod durch Sepsis hervorrufen konnte. Diese Kinder hätten ohne Screening weder von einem Neuroblastom erfahren noch wären sie jemals daran erkrankt. Man kann von Glück reden, dass die Hypothese, die Sterblichkeit an Neuroblastom durch ein Screening von allen gesunden Kindern senken zu können, in dieser Studie überprüft wurde. Heute wird ein Neuroblastom-Screening nicht mehr empfohlen.

Die Untersuchung hat eindrücklich gezeigt, dass der Wert einer jeden Vorsorgeuntersuchung, und sei sie noch so gut gemeint, durch gute Studien bewiesen und abgesichert werden muss. Ein sinnvolles Vorsorgescreening muss mindestens folgende Bedingungen erfüllen:

1. Der bösartige Tumor muss bei asymptomatischen Patienten entdeckt werden.
2. Dieser Tumor muss die Lebenserwartung oder Lebensqualität des Patienten wesentlich verschlechtern.
3. Wenn ein Tumor frühzeitig nachgewiesen wurde, muss eine effektive Behandlung zu Verfügung stehen.

4. Als Folge des frühzeitigen Tumornachweises und der frühen Therapie muss die Lebenserwartung oder Lebensqualität der untersuchten Patientengruppe im Vergleich zu einem nicht untersuchten Kollektiv deutlich verbessert werden.

Im Falle des Neuroblastom-Screenings war die zweite Bedingung nicht bei allen positiv getesteten Patienten erfüllt, sodass die folgende Therapie mehr geschadet als genutzt hat. Besonders wichtig ist jedoch auch die vierte Bedingung. Sie bedeutet, dass der Anteil der falsch-positiven Personen, also der Menschen, bei denen das Screening einen Tumor nachweist, obwohl gar keiner vorhanden ist, möglichst gering ist. Der positive Tumornachweis im Screening bedeutet für den Betroffenen nämlich in jedem Fall eine erhebliche, zumindest psychische, Beeinträchtigung.

Die regelmäßige Untersuchung aller Menschen ab dem 50. Lebensjahr mittels der Hämoccult-Tests ist eine der wenigen gesicherten Methoden der Krebsvorsorge, die diese Bedingungen erfüllt. Mehrere große Studien haben ergeben, dass die Mortalität an Darmkrebs durch den Hämoccult-Test vermindert werden kann. Einmal im Jahr sollten an drei verschiedenen Tagen Stuhlproben mittels des Tests untersucht werden. Ist nur eine Probe positiv, muss in jedem Fall eine Dickdarmspiegelung ggf. auch eine Magenspiegelung durchgeführt werden. Auf die Endoskopie darf auch dann nicht verzichtet werden, wenn die zwei anderen Proben ohne Nachweis von Blut im Stuhl geblieben sind. Durch die Endoskopie gelingt es häufig, Krebsvorstufen oder heilbare Frühformen von Darmkrebs nachzuweisen, die entsprechend behandelt werden können.

Beim unselektierten Screening auf Prostatakrebs durch PSA-Bestimmung sind die Daten bislang nicht eindeutig. Durch das Screening kann sicherlich eine höhere Rate an Prostatakrebs erkannt werden. Es werden jedoch auch Frühformen

des Karzinoms entdeckt, die bei dem entsprechenden Patienten auf Grund des langsamen Wachstums, des Alters oder wegen Begleiterkrankungen nie zu Problemen oder zum Tode führen würden. Bei diesen Patienten führt das Screening mindestens zu Angst und psychischer Belastung. Im schlimmsten Fall kommt es auch zu gesundheitlichen Schäden, falls bei der eigentlich unnötigen Diagnostik und Therapie Nebenwirkungen oder Komplikationen auftreten.
Ähnlich problematisch sind bislang auch die Empfehlungen zum flächendeckenden Röntgenscreening auf Mammakarzinome. Man muss sich klar machen, bei wievielen Frauen ohne Befund geröntgt wird (richtig-negativ), um bei einer Frau ein Karzinom frühzeitig zu entdecken (richtig-positiv). Bei wievielen wird ein fraglicher oder gutartiger Befund erhoben (falsch-positiv), der für diese Frauen eine erhebliche psychische und medizinische Belastung darstellt. Schließlich müssen auch die Frauen berücksichtigt werden, bei denen das Screening negativ bleibt, die aber kurz darauf wegen eines Mammakarzinoms operiert werden müssen (falsch-negative). Wie auch beim Prostatakarzinom kommt es darauf an, das Screening nach individuellem Risiko anzuwenden. In die individuelle Risikobewertung gehen vor allem das Alter und die Familienanamnese ein. So konnte kürzlich gezeigt werden, dass bei einem besonders selektionierten Hochrisikokollektiv von Frauen sogar ein regelmäßiges Screening mit der Kernspintomographie nützlich sein kann.

Diese kritische Sicht der Vorsorgemaßnahmen veranlasst uns nicht, eine Krebsvorsorge generell abzulehnen. Im Gegenteil, es wird für einen bewussten aber sehr kritischen Umgang und einen gezielten Einsatz der jeweiligen Maßnahmen geworben. Es ist gerade für den Haus- und Allgemeinarzt die vornehmste und schwierigste Aufgabe, seinen Patienten eine individuelle sinnvolle Vorsorge zu empfehlen. Hier spielt die Familienanamnese und Kenntnis der Lebensumstände eine besonders wichtige Rolle. Dem 40-jährigen Patienten, dessen Vater mit 60 Jahren an Prostatakrebs verstorben ist, sollte wegen seines individuellen „familiären“ Risikos eine entsprechende Vorsorge dringend empfohlen werden, während einem 70-jährigen Mann ohne Familienanamnese mit Dreigefäß-KHK eher Zurückhaltung beim Screening empfohlen werden kann. Auf Grund der individuellen Risiko- und Familienanamnese lässt sich eine sinnvolle Vorsorge betreiben, sodass eine echte Verminderung der Sterblichkeit resultieren kann.

In jedem Fall sollte dem Patienten bereits vor dem Screening erklärt werden, welche Konsequenzen die entsprechende Untersuchung im Falle eines positiven Ergebnisses nach sich zieht. Es muss dringend davon abgeraten werden, zunächst ein „großes Risikoscreening“ (= großes Labor inkl. Tumormarker) durchzuführen und sich hinterher zu überlegen, welche Konsequenzen man aus den Werten zieht und welche Bedeutung eine Abweichung von der Norm haben könnte. Bis auf die Bestimmung des Prostata-spezifischen Antigens (PSA) bei Männern, sind die so genannten Tumormarker nicht geeignet für eine Vorsorgeuntersuchung. Wir haben in den letzten sieben Jahren bei keinem der Patienten ein Malignom entdeckt, die zur weiteren Tumorsuche wegen eines „zufällig“ entdeckten leicht erhöhten Tumormarkers zu uns geschickt worden waren. Alle Patienten jedoch waren für einige Wochen bis zur „Entwarnung“ in größter Angst und Sorge und mussten letztendlich unnötige Tests über sich ergehen lassen. Der wichtigste Aspekt der routinemäßigen jährlichen Krebsvorsorge ist deshalb die Anamnese. Diese umfasst neben der nur initial einmal notwendigen Familien- und Sozialanamnese die regelmäßigen, gezielten Fragen nach Veränderungen im täglichen Leben. Eine vom Patienten nicht beklagte, aber durch die Anamnese erfragte Veränderung des Gewichts, Veränderung der Stuhl- oder Miktionsgewohnheiten, atypische Schmerzen, die z.B. nicht so recht durch die häufigen Verspannungen der Rückenmuskulatur erklärt werden können, sollten Anlass für weitergehende gezielte Diagnostik sein.

4. Diagnostik und Stadium: Das „Staging“

Bereits die Diagnostik einer malignen Erkrankung setzt ein fundiertes Wissen um die möglichen Behandlungsstrategien voraus. Die zwei wesentlichen Ziele der Diagnostik sind der Nachweis der Malignität mit der Beschreibung der Tumorart sowie die Kenntnis der Tumorausdehnung (Staging).

Besteht der Verdacht auf eine bösartige Erkrankung, so gilt es diesen so schnell wie möglich aus der Welt zu schaffen, um dem Patienten schlaflose Nächte mit Angst zu ersparen. Wenn sich der Verdacht jedoch bestätigt, muss die Diagnostik wirtschaftlich und schnell die Fragen beantworten, die zur Festlegung der Therapie gestellt werden müssen. In aller Regel ist es deshalb bereits bei einem begründeten Tumorverdacht ratsam, einen Onkologen einzuschalten.

Bei soliden Tumoren wird die bildgebende Diagnostik zunächst zur Beschreibung bzw. der Suche nach dem Primärtumor und sekundär zur Bestimmung der Tumorausbreitung durchgeführt. Wenn irgend möglich, soll der histologische Tumornachweis aus dem Primärtumor erfolgen, bevor die definitive Behandlung (z.B. Operation) durchgeführt wird. Nur im Ausnahmefall, z.B. bei einem sehr kleinen Lungenrundherd ohne weiteren Hinweis für eine Metastase, wird man vor dem histologischen Tumornachweis die definitive Operation (hier Lungenteilresektion) durchführen. In diesem Fall dient die Operation dann gleichzeitig dem Tumornachweis und der kurativen Therapie. In den meisten Fällen sollte jedoch die Art des malignen Tumors vor der Planung der Behandlungsstrategie feststehen. Dies ist notwendig, da in der Tumorchirurgie heute bezüglich der Radikalität und der Untersuchung der Lymphabflussgebiete genau definierte Regeln gelten, die bei einem gutartigen Lungentumor so nicht angewandt werden müssten. Außerdem könnte sich der Tumor in dem gegebenen Beispiel des kleinen Lungenrundherdes als ein kleinzelliges Karzinom erweisen. In diesem Fall muss der Patient nach der Operation in jedem Fall noch eine ausreichend dosierte Chemotherapie erhalten. Hätte man bereits vor der Operation die Histologie gekannt, wäre eine Operation nicht notwendig geworden.

Von der Lage des Primärtumors hängt es ab, mit welcher Technik die histologische oder zytologische Diagnose angestrebt wird. Mittels der modernen bildgebenden Diagnostik sind auch kleinere Tumorherde lokalisierbar und somit bioptischen Maßnahmen, wie endoskopischen, sonographisch oder computertomographisch gesteuerten Punktionen zugänglich. Nur wenn der Primärtumor nicht sicher lokalisiert werden kann oder nicht zugänglich ist, kann auch aus Metastasen eine Biopsie entnommen werden.

Beispielhaft soll die Diagnostik bei dem Verdacht auf ein Bronchialkarzinom bei einem 60-jährigen Patienten mit einem Lungenrundherd beschrieben werden. In der Regel sollte durch bronchoskopische oder transthorakale Biopsie aus dem Primärherd zunächst die histologische oder zytologische Diagnose gestellt werden, um das kleinzellige vom nichtkleinzelligen Karzinom zu differenzieren. Eine primäre Lobektomie oder Pneumektomie vor dem Malignitätsnachweis ist nur dann sinnvoll, wenn der Tumor so klein ist, dass auch eine CT-gesteuerte Punktion nicht möglich ist und die Bronchoskopie weder durch transbronchiale Biopsie noch durch die Zytologie erfolgreich war. Außerdem dürfen vorher weder mediastinale Lymphknoten noch Fernmetastasen festgestellt werden.

Gerade die Kenntnis des Lymphknotenbefalls im Lungenhilus oder Mediastinum ist häufig für die Behandlungsstrategie wichtig. Zeigt die Computertomographie mediastinale Lymphknoten aber keine Fernmetastasen, wird man über eine so genannte neoadjuvante Therapiestrategie (s. u.) nachdenken, bei der vor der definitiven Operation eine Chemotherapie und

Bestrahlung durchgeführt wird. In diesem Falle wird der Rundherd durch Bronchoskopie und/oder CT-gesteuerte Punktion histologisch untersucht und ggf. eine Mediastinoskopie zur Beurteilung der Ausbreitung im Mediastinum durchgeführt. Im Bereich des Brustkorbes könnte sich in Zukunft auch die Positronen-Emissions-Tomographie (PET) als nützlich erweisen. Derzeit aber hat das PET außerhalb von klinischen Studien noch keinen gesicherten Stellenwert.

Wird bereits bei der initialen Stagingdiagnostik eine Leber- oder Nebennierenmetastase in der Sonographie oder der Computertomographie festgestellt, können viele belastende Untersuchungen, wie z.B. die diagnostischen Vorbereitungen für eine Pneumektomie, unterbleiben. Der Patient würde von der Entfernung des Lungenlappens ohnehin nicht profitieren. Auch in diesem Fall muss die Tumorhistologie jedoch durch eine Biopsie mittels Bronchoskopie oder CT-gesteuerter Punktion geklärt werden, da für kleinzellige oder nicht-kleinzellige Lungentumoren verschiedenen Therapiemodalitäten in Frage kommen.

Nur im Ausnahmefall sollte auf eine histologisch oder zytologisch gesicherte Diagnose verzichtet werden. So ist z.B. bei der Kombination gürtelförmige Oberbauchschmerzen, massiv erhöhtes CA 19-9 im Serum und Nachweis eines Pankreaskorpustumors und multiplen kleinen Lebermetastasen kaum eine andere Differenzialdiagnose als ein Pankreaskarzinom möglich. In Anbetracht der hier zur Verfügung stehenden Therapiemöglichkeiten können im Einzelfall dem Patienten eingreifende und riskante Prozeduren zum Tumornachweis erspart bleiben.

Die Basisdiagnostik bei allen malignen Erkrankungen umfasst, neben der allgemeinen Anamnese und Untersuchung, ein Basislabor, eine Sonographie und einen Rö-Thorax. Diese Untersuchungen werden gezielt ergänzt durch CT-Diagnostik, spezielle Tumormarker und Endoskopien. Das Ziel der zusätzlichen Untersuchungen ist es, einerseits die Ausbreitung der Erkrankung vor Therapiebeginn festzulegen, da dies in die Therapiestrategie eingeht, und andererseits die Parameter und Tumormanifestationen zu beschreiben, mit denen später eine Verlaufsbeurteilung oder gezielte Nachsorge am besten möglich ist.

5. Therapiestrategien

Um eine gute Therapie des Krebskranken zu gewährleisten, ist es ist von entscheidender Bedeutung, dass zu Beginn ein rationaler Behandlungsplan entworfen wird. In diesem Behandlungsplan definieren die beteiligten Ärzte zunächst das Ziel der Therapie, legen dann sämtliche dafür notwendigen Behandlungsformen fest und beschreiben außerdem die Zeitpunkte und die Art der Kontrollen, mit denen das Erreichen der Behandlungsziele überprüft werden soll. Folgender Ablauf sollte somit immer eingehalten werden:

1. Nachweis des malignen Tumors (Biopsie, Zytologie)
2. Festlegen des Stadiums (Ausbreitungsdiagnostik)
3. Definition des Behandlungszieles:
   a) Kurativ oder nicht-kurativ (palliativ)
   b) Lebensverlängerung ja/nein
   c) Verbesserung der Lebensqualität
4. Festlegen der Behandlungsstrategien:
   a) Welche Therapieoptionen bestehen (OP, Chemotherapie, Immuntherapie, Bestrahlung, andere)?
   b) Welche Reihenfolge der Therapieformen ist am vorteilhaftesten?
   c) Gibt es sinnvolle Therapieoptimierungsstudien bei der Erkrankung?
5. Welche Kontrollen werden wann durchgeführt, um zu prüfen, ob die Therapieziele erreicht werden?

Zu Beginn muss zunächst entschieden werden, ob bei einer Behandlung ein kurativer Ansatz oder eine „palliative" Strategie verfolgt werden muss (Tabelle II). Der Begriff „palliative Strategie" wird hier bewusst für alle nicht-kurativen Strategien benutzt und muss von dem heute häufig genutzten Begriff „Palliativmedizin" abgegrenzt werden, der eine reine Sterbemedizin im Hospiz oder auf der Palliativstation meint.

In vielen Fällen ist die Unterscheidung zwischen kurativ und palliativ leicht. Bei einer akuten lymphatischen Leukämie zum Beispiel ist die Todesrate ohne Therapie innerhalb von wenigen Monaten nahe 100%. Mit entsprechender Therapie aber können 40–50% der Patienten geheilt werden. Bei einem solchen kurativen Ziel kann eine erhöhte Toxizität in Kauf genommen werden. Man wird den Patienten darauf vorbereiten, dass die Behandlung mit einer erheblichen Nebenwirkungsrate, wie nosokomialen Infektionen und Sepsis, einhergehen kann. Man wird auch auf eine therapiebedingte Sterblichkeit bis 5% hinweisen, die man als Preis für die Heilung in Kauf nehmen muss.

Im Gegensatz zu einem solchen kurativen Therapieansatz ist der palliative Charakter bei einem Patienten mit primär in die Leber metastasiertem Bronchialkarzinom offensichtlich. Eine Pneumektomie macht keinen Sinn, da der Patient ohnehin an den Metastasen versterben würde und die Lebensqualität in der verbleibenden Lebenszeit mit nur einem Lungenflügel zu sehr beeinträchtigt wäre. Die Therapiestrategie ist bei diesem Patienten zunächst darauf abgestimmt, die mit dem Tumor assoziierten Beschwerden zu minimieren bzw. zu verhindern. Dadurch soll die Lebensqualität verbessert und in zweiter Linie auch die Lebenszeit verlängert werden.

Die Entscheidung über einen primär kurativen oder nichtkurativen Therapieansatz kann jedoch auch sehr schwierig sein. Was empfiehlt man dem Patienten, wenn eine Heilung nur mit einem verstümmelnden operativen Eingriff möglich ist

Tabelle II. Ziele der onkologischen Behandlung.

	Ziele	Besonderheiten
Kurative Therapie	Heilung des Patienten = nach Abschluss der Behandlung entspricht die Lebenserwartung des Patienten wieder annähernd der eines Gleichaltrigen ohne die Diagnose.	Eine hohe Toxizität der Behandlung kann in Kauf genommen werden, bleibende Schäden und Verstümmelungen sollten vermieden werden.
Palliative (nicht-kurative) Therapie	Verbesserung der Lebensqualität Teilziele: – Verhindern oder Reduktion von Beschwerden – Vermeidung von Tumorkomplikationen – Gewinnen einer möglichst langen Zeit ohne Symptome und ohne Therapie – Erhaltung der „normalen Lebensumstände“	Höchst individuelle Therapie, abhängig von: – Lebensumständen, Wünschen und Erwartungen des Patienten – Beschwerden und Symptomen durch den Tumor – Begleiterkrankungen – individuellem Tumorwachstum
	Verlängerung der Lebenszeit	Keine Verlängerung um jeden Preis

und die Wahrscheinlichkeit für eine Heilung nach fünf Jahren bei nur 5% liegt. Hier ist eine intensive Aufklärung des Patienten und Abwägung in Kenntnis der gesamten Lebensumstände notwendig.

a) Kurative Therapie

Obwohl in den letzten Jahren erhebliche Fortschritte erzielt worden sind, ist in fortgeschrittenen Stadien ein kurativer Therapieansatz leider nach wie vor seltener als ein nicht-kurativer. Eine kurative Therapie ist bei den meisten soliden

Tumoren möglich, wenn sie in einem frühen, das heißt noch lokalisierten Stadium festgestellt werden. Ein klassisches Beispiel hiefür ist das Magenfrühkarzinom (Stadium I). Wird ein solches bei einer Gastroskopie entdeckt, wird die korrekt nach tumorchirurgischen Kriterien durchgeführte Gastrektomie mit Lymphonodektomie zu einer Heilung von über 90% der Patienten führen. Das gleiche gilt für ein früh entdecktes Dickdarmkarzinom im Stadium I oder Duke A, in dem der Tumor auf die innere Darmwand beschränkt ist.

Diese frühen Stadien eines Tumors werden, da sie in der Regel asymptomatisch sind, leider nur selten entdeckt. Meist ist der Tumor bereits etwas größer geworden und ist tiefer in das Gewebe eingedrungen. Je tiefer er in das Gewebe eindringt, desto eher bekommt er Anschluss an die Lymphbahnen und Blutgefäße. Ein Kriterium für malignes Tumorwachstum ist die Eigenschaft, Fernmetastasen bilden zu können. Das bedeutet, dass bereits bei einem relativ kleinen Tumor einige Tumorzellen über die Lymph- oder Blutgefäße in andere Organe gelangen und dort Metastasen bilden können. In diesem Sinne müssen viele Tumorerkrankungen bereits bei der ersten Diagnose als „Systemerkrankungen“ angesehen werden. Eine reine Lokaltherapie wie die Operation führt deshalb nicht in jedem Fall zu einer Heilung. Im Stadium III (Duke C) des Dickdarmkrebses zum Beispiel zeigt auch ein gründliches Staging meist nur den Primärtumor in der Darmwand. Nach der Operation sind auch mit den besten heute verfügbaren Methoden kein Tumor und keine Metastase mehr festzustellen. Trotzdem wird etwa die Hälfte der Patienten innerhalb von fünf Jahren einen Rückfall (Rezidiv) erleiden und an diesem sterben, wenn keine zusätzlichen Maßnahmen ergriffen werden. Bereits zum Zeitpunkt vor der Operation müssen bei diesen Patienten einige Tumorzellen über die Lymphbahnen oder Blutwege in andere Regionen, z.B. die Leber gelangt sein. Dort wachsen sie im Laufe der Zeit zu nachweisbaren Metastasen heran, bis sie als Rezidiv entdeckt werden. Dies ist der Grund, bei vielen

Tumorarten nach einer fachgerechten Lokaltherapie (Operation) eine systemische Behandlung anzuschließen. Diese wird als adjuvante Therapie bezeichnet.

Die **adjuvante Therapie** als Teil einer kurativen Behandlungsstrategie wird nach Abschluss der primären Lokaltherapie – in der Regel der Operation – durchgeführt, wenn der Patient ohne messbaren Tumor ist. Die adjuvante Therapie soll vereinzelte Tumorzellen außerhalb des Operationsgebietes abtöten und so ein Rezidiv verhindern. Es kommen sowohl lokale Maßnahmen wie die adjuvante Bestrahlung des Tumorbettes als auch systemische Therapieformen zum Einsatz. Als systemische adjuvante Therapie wird neben der Chemotherapie bei einigen Tumorarten wie z.B. dem Mammakarzinom auch die Hormontherapie angewendet.

Bei der Aufklärung eines Patienten zur adjuvanten Therapie ist es häufig ein schwierig zu erklärender Sachverhalt, dass der Nutzen dieser adjuvanten Therapie bei einem einzelnen Patienten mit den heute zu Verfügung stehenden Methoden nicht gemessen werden kann. Ist der Patient nach fünf Jahren noch gesund, weiß man nicht genau ob er nicht auch ohne die adjuvante Therapie geheilt gewesen wäre. Erleidet er einen Rückfall, kann man nicht sagen, ob der Rückfall ohne die adjuvante Therapie nicht sehr viel früher aufgetreten wäre. Die großen Studien haben jedoch zweifelsfrei gezeigt, dass durch die adjuvanten Therapiemaßnahmen viele Patienten zusätzlich geheilt werden können. Im Stadium III (Duke C) des Dickdarmkarzinoms zum Beispiel steigt die Heilungsrate von gut 50% mit alleiniger Operation auf knapp 70% bei zusätzlicher adjuvanter Chemotherapie an.
Bei Karzinomen von Kolon, Rektum, Mamma, Ovar, Blase sowie einigen Sarkomen gelten die adjuvante Chemo- und Strahlentherapie als gesicherte und empfehlenswerte Maßnahmen. Bei einigen anderen Tumorarten, wie dem Bronchialkarzinom, dem Magen- und Bauchspeicheldrüsenkarzinom sind die Studienergebnisse bereits jetzt sehr

viel versprechend. Sie müssen aber durch weitere Studien abgesichert werden.

Als besondere Variante der adjuvanten Behandlung wird die **neoadjuvante Therapie** durchgeführt. Es handelt sich ebenfalls um einen kurativen Therapieansatz, bei dem jedoch die Reihenfolge in der Therapiesequenz vertauscht wird. Während bei der adjuvanten Therapie an erster Stelle eine definitive Operation durchgeführt wird und die Chemo- und/oder Strahlentherapie folgt, wird bei der neoadjuvanten Behandlung zunächst eine Chemotherapie und/oder Strahlentherapie durchgeführt. Dadurch sollen bereits zirkulierende Tumorzellen abgetötet werden und der Primärtumor soll kleiner werden. Dann erst folgt die definitive Operation. Ein solches Vorgehen ist bei einigen Sarkomen an den Extremitäten bereits etabliert, da eine Amputation bei kleinerem Tumor oft verhindert werden kann. Auch beim Rektumkarzinom wird oft neoadjuvant Chemo- und Strahlentherapie angewendet, um den Tumor soweit zu verkleinern, dass anschließend kontinenzerhaltend operiert werden kann. Auch bei größeren Brustkrebstumoren, beim Magen- und Bronchialkarzinom ist die neoadjuvante Strategie so viel versprechend, dass ihr Stellenwert in vergleichenden Studien geprüft wird.

Bei vielen hämatologischen Krebserkrankungen sind kurative Therapiestrategien heutzutage Standard. Im Gegensatz zu den soliden Tumoren haben operative Maßnahmen hier allenfalls einen Stellenwert zur bioptischen Sicherung. Die kurative Therapie besteht aus Chemotherapie und Immuntherapie ergänzt durch die Strahlentherapie. Es sind insbesondere die schnell proliferierenden Erkrankungen wie die akute lymphatische oder myeloische Leukämie, der Morbus Hodgkin und die hoch malignen Non-Hodgkin-Lymphome, bei denen eine Heilung erreicht werden kann. Meist sind die langsam wachsenden Erkrankungen, wie die niedrig malignen Lymphome, zwar gut behandelbar aber nicht zu heilen.

Gerade bei den niedrig malignen Lymphome und den chronischen Leukämien hat es aber in den letzten Jahren große Therapiefortschritte gegeben, die zu sehr lange andauernden Remissionen führen können. Bei diesen Erkrankungen ist die Grenze zwischen einem kurativen und einem nicht-kurativen (palliativen) Therapieansatz deshalb manchmal besonders schwer zu ziehen.

b) Nicht-kurative – palliative – Therapie

Die nicht-kurativen, palliativen Therapiestrategien machen in der Onkologie leider immer noch den Löwenanteil aus. Hier ist das primäre Ziel die Verbesserung der Lebensqualität gegenüber dem erwarteten Spontanverlauf (s. Abbildung 1). Eine Lebenszeitverlängerung sollte nicht um jeden Preis, wie zum Beispiel einer Verschlechterung der Lebensqualität angestrebt werden. Es hat aber bezüglich der Wirksamkeit und Verträglichkeit der medikamentösen Tumortherapie in den letzten Jahren erhebliche Fortschritte gegeben, die es erlauben, bei vielen fortgeschrittenen Tumoren eine deutliche Verlängerung der Lebenszeit bei gleichzeitiger Verbesserung der Lebensqualität zu erreichen. Bei einigen, gerade bei sehr häufigen Tumorerkrankungen konnte durch Studien nachgewiesen werden, dass die Patientengruppe, die eine Chemotherapie erhielt, im Vergleich zu einer nur symptomatisch behandelten Patientengruppe deutlich länger und besser lebte. Diese Tumorarten sind in Tabelle III aufgeführt. Auch bei den Tumoren, die nicht in der Tabelle aufgeführt worden sind, kann aber im Einzelfall sehr viel erreicht werden. Zwar kann zum Beispiel die durchschnittliche Lebenszeit einer Gruppe von Patienten mit Ösophaguskarzinom durch eine Chemotherapie nicht bedeutsam verlängert werden, einzelne Patienten können aber so gut auf die Behandlung ansprechen, dass auch im fortgeschrittenen Stadium mit Chemotherapie eine Verlängerung und Verbesserung der Lebenszeit erreicht werden kann.

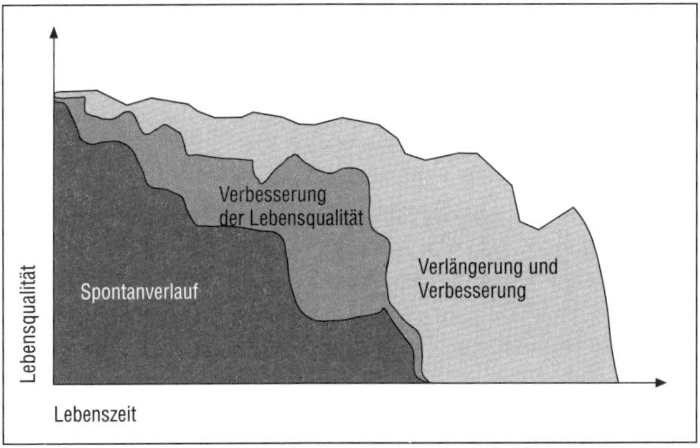

Abbildung 1. Konzepte der palliativen Onkologie.

Tabelle III. Bei den folgenden Tumoren ist in fortgeschrittenen Stadien durch eine palliative Chemotherapie im Vergleich zu einer rein supportiven Behandlung eine Verlängerung der Überlebenszeit und Verbesserung der Lebensqualität in Studien bewiesen worden.

Mammakarzinom	Magenkarzinom
Ovarialkarzinom	Pankreaskarzinom
Bronchialkarzinom	Kolonkarzinom
Akute und chronische Leukämien	Rektumkarzinom
Hoch und niedrig maligne Lymphome	Harnblasenkarzinom

Bei allen Krebserkrankungen muss mit dem Patienten zusammen ein individueller Behandlungsplan aufgestellt werden. Dies gilt jedoch in ganz besonderem Maße für die nicht kurativen, palliativen Behandlungsstrategien. Da die Lebensqualität als Zielparameter ein entscheidender Faktor bei der Therapieplanung ist, müssen die Lebensverhältnisse, Hoffnungen und Wünsche des Patienten besonders berücksichtigt werden (s. Abbildung 2). In der Regel kommt deshalb hier der engen Abstimmung zwischen dem Onkologen und dem Hausarzt eine besonders große Bedeutung zu. Bei der Planung einer Therapiestrategie, deren allgemeinen Grundsätze bereits oben aufgeführt wurden, müssen einige Punkte besonders herausgehoben werden:

1. Ausreichend gesicherte Diagnose und Stadium.
2. **Ausreichende Aufklärung und Compliance des Patienten.**
3. Berücksichtigung der aktuellen Daten zu Behandlungsergebnissen (Leitlinien, „Evidenz-basiertes“ Wissen = externe Evidenz).
4. **Berücksichtigung**
   - **der individuellen Lebensumstände,**
   - **der Symptome,**
   - **des Tumorwachstums, der Begleiterkrankungen**
   - **der Wünsche des Patienten.**
   - **Berücksichtigung der Erfahrungen des Onkologen (interne Evidenz).**
5. Festlegen eines Therapiezieles **zusammen mit dem Patienten.**
6. Festlegen der Therapie, der Begleitbehandlung (supportive Therapie) und der Kontrollen.
7. **Bestätigung oder Neuorientierung des Therapiezieles je nach dem Ergebnis der Kontrolluntersuchungen.**

Die unter 1. und 2. genannten Punkte gelten für alle Behandlungssituationen, egal ob kurativ und fortgeschritten palliativ. In welchem Ausmaß die publizierten Studiendaten oder Leitlinien die Therapieentscheidung beeinflussen (Punkte 3 und 4) ist sehr stark von der jeweiligen Behandlungssituation abhängig. Bei einer Standardsituation, wie z.B. der adjuvanten Therapie des Mammakarzinoms, liegen sehr gut begründete Leitlinien vor, die auf Grund der breiten Datenbasis die beste Behandlung beschreiben. Die individuelle Situation der Patientin wird hier nur im Ausnahmefall zu einem Abweichen von den Leitlinien führen. In einer fortgeschrittenen palliativen Situation, z.B. bei einer mehrfach vorbehandelten Patientin mit dem dritten Rezidiv eines

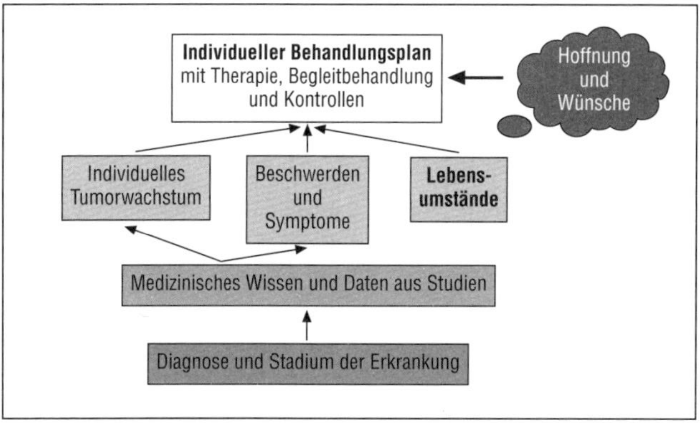

Abbildung 2. Individueller Behandlungsplan.

Mammakarzinoms, wird es jedoch kaum doppelblind randomisierte Phase III-Studien oder Leitlinien geben, die die „beste Therapie" vorgeben können. Für die Therapieentscheidung werden hier neben den publizierten Studienergebnissen ganz besonders stark die individuelle Situation und die Wünsche der Patientin sowie die persönlichen Erfahrungen und das Wissen des Onkologen ausschlaggebend sein. Aus der Vielzahl der therapeutischen Optionen, wird der Onkologe zusammen mit der Patientin z.B. entweder eine intensivere Polychemotherapie aussuchen oder sich für eine sehr milde Monochemotherapie entscheiden. Bei der intensiveren Therapie werden die Haare der Patientin ausfallen und einige Nebenwirkungen auftreten. Der Tumor wird sich jedoch wahrscheinlich rasch und weitgehend zurückdrängen lassen, wodurch die Lebensqualität der Patientin wieder deutlich besser wird und eine längere Zeit ohne Therapie und Tumorbeschwerden folgt. Bei der milden Monochemotherapie werden kein Haarverlust und relativ wenige therapieassoziierte Nebenwirkungen auftreten. Die Patientin wird durch die Behandlung weniger in ihrer Lebensführung beeinträchtigt. Dafür ist die Wahrscheinlichkeit, den Tumor weitgehend zurückzudrängen, geringer und der Tumor wird auch früher wieder zu Beschwerden führen. Die Punkte 5, 6 und 7 beschreiben einen Zyklus, der meist mehrfach durchlaufen werden muss. Ein vorher definiertes Behandlungsziel wird zu einem festgelegten Zeitpunkt überprüft. War die Behandlung bezüglich des Ziels erfolgreich, kann sie fortgesetzt werden. Ist kein Erfolg festzustellen, muss entweder eine andere Therapie gewählt oder ein neues Therapieziel festgelegt werden.

Der Erfolg einer onkologischen Therapie muss somit für jedes der möglichen Therapieziele gesondert gemessen werden. In Tabelle IV sind die wichtigsten Parameter und deren Messmethoden aufgeführt, wie sie auch häufig in Therapieoptimierungsstudien verwendet werden. Es ist wichtig zu betonen, dass in den neueren Studien nicht mehr alleine die einfache Ansprechrate (Tumorrückbildung) als Erfolgskriterium gewertet wird, sondern zunehmend auch Parameter der Lebensqualität berücksichtigt werden.

Gerade in der palliativen Situation ist die regelmäßige Kontrolle und selbstkritische Überprüfung der Therapieziele besonders wichtig. Häufig klammert sich der Arzt, genauso oft aber auch der Patient oder seine Angehörigen an eine bestimmte Therapie: „das ist doch mein letzter Strohhalm“, „man muss doch noch etwas tun“. Es muss rechtzeitig erkannt werden, zu welchem Zeitpunkt eine spezifische Behandlung mit Chemotherapeutika, Strahlentherapie oder Operationen keinen weiteren Nutzen mehr für den Patienten bringt. Dann muss das Therapieziel von Tumorreduktion auf eine reine Symptomkontrolle geändert werden. Meist wird man sich jetzt auf eine rein supportive Behandlung und Begleitung des Patienten bis zum Tod beschränken. Auch diese Entscheidung zum Beenden der tumorspezifischen Therapie, muss in enger Abstimmung zwischen dem Patienten und seinen Angehörigen einerseits und dem Hausarzt und Onkologen andererseits erfolgen.

Tabelle IV. Onkologische Erfolgskriterien und Messmethoden.

Bereich	Parameter	Messinstrument
Lebensqualität (LQ)	Lebensqualität	Anamnese, Selbsteinschätzung des Patienten, LQ-Fragebogen
	Schmerz	Schmerzmittelverbrauch, Analogskala zur Schmerzbeurteilung
	Allgemeinzustand	Karnofsky-Index, WHO-Performance-Status
Tumoransprechen und Lebenszeit	Tumorreduktion *Komplette Remission (CR):* Kein aktiver Tumor mehr nachweisbar. *Partielle Remission (PR):* Rückbildung der Tumormasse um mehr als 25%. *Stabile Erkrankung(SD):* Veränderung der Tumormasse um weniger als +/- 25%. *Progress (PD):* Zunahme der Tumormasse um mehr als 25%.	Objektivierbare Techniken wie z.B. Labor, Röntgen, Sonographie
	Lebenszeit *Gesamtüberleben:* Lebenszeit von Diagnose bis Tod. *Rezidivfreies Überleben:* Lebenszeit von kompletter Remission bis zum 1. Rezidiv. *TWIST*[a]*:* Zeit, die der Patient keine Symptome/ Beschwerden hat und keine Therapie erhält	Die in Studien bestimmten durchschnittlichen Zeiten müssen mit den individuellen Zeiten eines Patienten verglichen werden.

[a] TWIST: time without symptoms and therapy

Die Frage nach dem Ende einer tumorspezifischen Behandlung ist eng verknüpft mit dem Problem, die Indikationen und Kontraindikationen für eine spezifische Tumorbehandlung gegeneinander abzuwägen. Absolute Kontraindikationen sind eher selten. Meist wird es sich um relative Kontraindikationen handeln, die gegen die Indikationen abgewogen werden müssen. Als Kontraindikationen können folgende Punkte aufgezählt werden:

1. Ablehnung durch den Patienten nach adäquater Aufklärung (absolute Kontraindikation).
2. Therapierefraktärer Tumor, evtl. nach einem Therapieversuch (absolute Kontraindikation).
3. Begleiterkrankung, die die Lebenszeit und/oder Lebensqualität stärker beeinträchtigt als der Tumor (relative Kontraindikation)
4. Die Lebensqualität ist ohne Therapie besser als mit Therapie, z.B. wenn nur eine stationäre Therapie möglich ist (relative Kontraindikation).

Während die Bezeichnungen „kurative" und „palliative" Therapie zwei übergeordnete Behandlungsmodalitäten beschreiben (s. o.), wird eine Fülle weiterer Begriffe benutzt, mit denen unterschiedliche Therapieansätze gemeint sind (Tabelle V). Die vielfältigen Möglichkeiten der onkologischen Therapie haben zusammengenommen zu einer erheblichen Verbesserung der Therapieergebnisse geführt. Bereits eingangs wurde als ein Beispiel die Prognoseverbesserung beim Mammakarzinom angeführt. Die Fünfjahres-Überlebensrate wurde seit 1974 vervierfacht. Betrug sie in den Jahren 1974 bis 1979 noch 10%, lebten im Zeitraum zwischen 1995 und 2000 noch immerhin 40% der Frauen fünf Jahre nach ihrer Rezidivdiagnose.

Die Diagnose Krebs bedeutet bei den meisten Tumorerkrankungen nicht mehr unmittelbar ein „Todesurteil". Krebs muss vielmehr von der Diagnose an als eine chronische

Tabelle V. Onkologische Therapieformen.

Begriff	Beschreibung	Beispiel
Adjuvante Therapie	Teil einer kurativen Behandlung. Nach Abschluss der primären Lokaltherapie (in der Regel der Operation) ist der Patient ohne messbaren Tumor. Die adjuvante Therapie soll vereinzelte Tumorzellen außerhalb des Operationsgebietes abtöten und so ein Rezidiv verhindern.	Mammakarzinom Primäre Lokaltherapie = Operation. Adjuvante Therapie: Lokal: Strahlentherapie der Brustwand und des Lymphabflussgebietes. Systemisch: Chemotherapie und/oder Hormontherapie.
Neoadjuvante Therapie	Teil einer kurativen Behandlung. Vor der Operation soll die neoadjuvante Therapie den Tumor verkleinern, damit er besser operiert werden kann, und vereinzelte Tumorzellen außerhalb des Operationsgebietes abtöten, um so ein Rezidiv zu verhindern.	Bronchialkarzinom Stadium IIIa: 2 Zyklen neoadjuvante Chemotherapie, 1 Zyklus Radio-Chemotherapie, Operation, evtl. 1–2 Zyklen adjuvante Chemotherapie
Rezidiv-behandlung	Die Rezidivtherapie beginnt, wenn ein Rückfall aufgetreten ist. Meist ist die Rezidivtherapie palliativ, nur selten besteht noch ein kurativer Ansatz.	z.B. kurativer Ansatz mit Knochenmark-transplantation bei einem Rezidiv eines hoch malignen Non-Hodgkin-Lymphoms.
Salvage-Therapie	„Rettungstherapie“, die bei einem Tumorwachstum unter Chemotherapie oder Progress kurz nach Abschluss einer Chemotherapie doch noch zu einer Tumorreduktion und Prognoseverbesserung führen soll.	
Supportive Therapie	Alle Begleitmaßnahmen, die die Nebenwirkungen der Chemotherapie oder die tumorbedingten Beschwerden des Patienten lindern sollen.	z. B. Antiemetika, Knochenprotektion, Schmerzmedikation, Ernährungsberatung, Psychotherapie

Systemerkrankung verstanden werden, die der kontinuierlichen Fürsorge und Behandlung bedarf. Für die frühen, oft mit der Operation heilbaren Tumorerkrankungen gilt es eine langfristige und sinnvolle Nachsorge zu organisieren und die psychischen Verletzungen des Patienten zu berücksichtigen. Auch bei den frühen Tumorerkrankungen muss man sich des möglicherweise systemischen Charakters bewusst sein. So treten z.B. auch bei einem sehr kleinen Brustkrebstumor von weniger als zwei Zentimetern Größe (T1-Tumor) innerhalb von zehn Jahren bei 22% der Patientinnen Fernmetastasen auf, an denen sie versterben werden. Andererseits erleben wir auch bei primär fortgeschrittenen Tumorerkrankungen immer häufiger chronische Verläufe über viele Jahre. Ein sinnvoller, zeitlich gestaffelter Einsatz aller zu Verfügung stehenden Methoden (Operation, Strahlen-, Immun- und Chemotherapie) und aller Medikamente ermöglicht oft ein Langzeit-Management bei unheilbarer Erkrankung. Deshalb gewinnt auch bei dem Patienten mit metastasiertem Lungen-, Dickdarm- oder Mammakarzinom die langfristige Betreuung durch den Hausarzt zusammen mit dem Onkologen eine immer entscheidendere Bedeutung.

c) Fallbeispiel

02/2000	Die Diagnose eines metastasierten Ösophaguskarzinoms wird bei einer Frau im Alter von 51 Jahren gestellt. Die Patientin ist verheiratet, hat eine gesunde Tochter und arbeitet als kaufmännische Angestellte. Bedeutsame Vor- oder Begleiterkrankungen sind nicht bekannt. Bei der Erstdiagnose wird eine Probe aus dem Tumor in der Speiseröhre entnommen. Der Tumor erstreckt sich 17 bis 20 cm von der Zahnreihe entfernt. Die Histologie zeigt ein mäßig differenziertes verhornendes Plattenepi-

thelkarzinom. Die Staging-Untersuchungen zeigen neben dem Speiseröhrentumor multiple Lungenmetastasen in beiden Lungen. Das initiale Tumorstadium wird deshalb mit: cTx cNx cM1 (pul) G2 angegeben. Wegen der Lungenmetastasen ist eine kurative Operation nicht möglich. Man entscheidet sich zur Durchführung einer kombinierten Radio-Chemotherapie, bei der eine Strahlendosis von 63 Gy und zweimal innerhalb von sechs Wochen für jeweils fünf Tage Cisplatin (20 mg/m^2) und 5-FU (1 g/m^2 cvi) infundiert wird. Diese Therapie wird von März bis Mai 2000 durchgeführt.

05/2000 Bei der ersten Vorstellung in der onkologischen Praxis gibt die Patientin einen heftigen Reizhusten ohne wesentlichen Auswurf an. Das Gewicht ist stabil, die initialen Schluckbeschwerden hatten sich nach Ende der Bestrahlung gebessert. Nach ausführlichen Gesprächen wird für einen Therapieversuch mit einer palliativen Chemotherapie entschieden.

05–08/2000 Zweimal Chemotherapie Platin + 5-FU (PF: Cisplatin und 5-FU als hoch dosierte 24h-Dauerinfusion).

09/2000 Gute partielle Remission, der Reizhusten ist verschwunden, die Lungenmetastasen im CT sind deutlich kleiner geworden

02/2001 Leichter Progress radiologisch jedoch klinisch stabil

04/2001 Progress in der Lunge, nachgewiesen durch CT-Befund und verstärkt Husten mit Auswurf

04–08/2001	Erneut 2 × PF, nach dem ersten Zyklus 06/01 stabile Erkrankung, nach dem zweiten Zyklus 09/01 partielle Remission
12/2001	Progress in der Lunge, Rö-Thorax-Befund und Husten
01–04/2002	Erneut 2 × PF, 02/02 gute partielle Remission im CT und kein Husten mehr
10/02	Klinisch und radiologisch Progress
11/02–02/03	2 × PF, 02/03 partielle Remission klinisch und im CT
06/03	Progress in der Lunge, Pleuraerguss
07–10/03	2 × PF, 11/03 partielle Remission
01/04	Geringer klinischer Progress mit Husten und LDH-Anstieg

Kommentar:
Die initiale kombinierte Behandlung mit Strahlentherapie und Chemotherapie hat zu einer anhaltenden Remission und einem klinisch stabilen Zustand in der Speiseröhre geführt, sodass die Patientin seither keine Schluckbeschwerden hat und sich ohne Probleme ernähren kann.

Die Entscheidung für den Versuch einer palliativen Chemotherapie hat sich als sehr sinnvoll erwiesen. Die tumorbedingten Beschwerden, wie der quälende Reizhusten waren jedes Mal deutlich rückläufig, sodass die Lebensqualität mit jeder Behandlung deutlich verbessert wurde. Der klinische Nutzen ließ sich auch objektivieren, da jeweils eine im

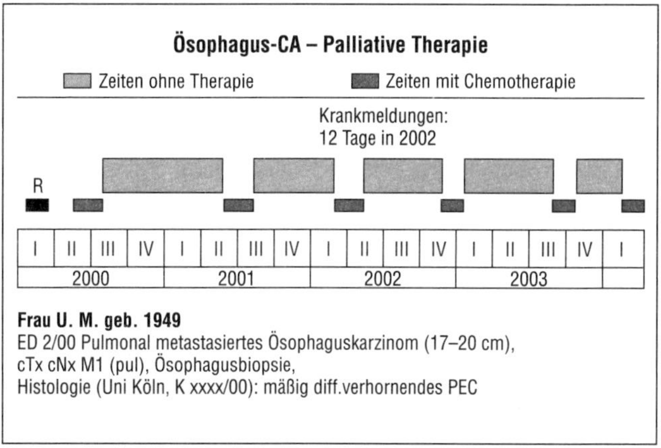

Abbildung 3. Fallbeispiel einer palliativen Therapie des metastasierten Ösophaguskarzinoms.

Computertomogramm nachweisbare Tumorrückbildung festgestellt werden konnte. Außerdem wurde die Behandlung ohne nennenswerte Nebenwirkungen sehr gut vertragen. Die Patientin war in den vier Jahren seit Mai 2000 nur zehn Tage (alle im Jahr 2002) krankgeschrieben. Sie ist meist auch am Tag der Chemotherapie nach den Infusionen wieder in ihr Büro zur Arbeit gegangen (s. Abbildung 3).

Die letzten zwei Zyklen der Chemotherapie wurden subjektiv etwas schlechter vertragen und haben zu einer etwas stärkeren Beeinträchtigung der Blutbildwerte geführt. Bei erneut zunehmendem Husten wird für Februar 2004 eine Zweitlinien-Chemotherapie geplant.

6. Supportive Therapie

Die verbesserten Behandlungsergebnisse in der Onkologie sind zu einem großen Teil auf die Fortschritte in der supportiven Therapie zurückzuführen. Unter supportiver Therapie werden alle die Therapiemaßnahmen verstanden, die Symptome und Beschwerden durch den Tumor oder die spezifischen Therapieformen reduzieren können, ohne den Tumor selber anzugreifen. Zu den wichtigsten Bereichen, die durch supportive Maßnahmen beeinflusst werden können, gehören Allgemeinsymptome wie zum Beispiel Angst, Depression und Erschöpfungssyndrom, Schmerzen, gastrointestinale Symptome wie zum Beispiel Ernährungsschwierigkeiten, Obstipation, Diarrhöen, Übelkeit und Erbrechen, pulmonale Symptome wie zum Beispiel Husten, Auswurf und Luftnot, Beschwerden an den Knochen wie zum Beispiel Osteolysen und Knochenschmerzen sowie hämatologische Probleme wie zum Beispiel Anämie, Blutungen und Infektionen. In Tabelle VI sind die wichtigsten Felder der Supportivtherapie mit Beispielen wiedergegeben.
Durch supportive Maßnahmen sind viele ehemals als extrem toxisch empfundene Chemotherapien gut verträglich geworden und tumorbedingte Beschwerden können effizient gelindert werden. Dadurch können heute mehr als 90% der Chemotherapien ambulant durchgeführt werden. Dies bedeutet gerade für Patienten mit begrenzter Lebenserwartung einen erheblichen Fortschritt, da sie weitgehend in ihrer häuslichen Umgebung durch die Familie und den vertrauten Hausarzt versorgt werden können. Einige supportive Maßnahmen werden unabhängig von der spezifischen Therapie geplant und durchgeführt. Hierzu gehören z.B. die Schmerztherapie und die Behandlung von Skelettkomplikationen. So erhalten heutzutage alle Patienten mit Knochenmetastasen eine Therapie mit Bisphosphonaten, wodurch Schmerzen am Knochen reduziert werden und pathologische Knochenfrakturen verhindert werden können.

Tabelle VI. Supportivtherapie.

Symptomkomplexe	Beschwerden	Therapieoptionen (Beispiele)
Allgemein	Angst und Depressionen	– kontinuierliche Beratung vonPatienten und Angehörigen – kontinuierliche Betreuung durch einen Hausarzt und ein onkologisches Team (Onkologe und Onkologieschwestern) – psycho-onkologischer Dienst – medikamentöse Therapie (Antidepressiva)
	Erschöpfung, Fatigue	– verbesserte Ernährung – Anämiebehandlung (Erythropoese stimulierende Faktoren) – Behandlung einer Depression
	Schmerzen	– WHO-Stufenschema – orale retardierte Morphine – perkutane Analgetika – Bestrahlung – Bisphosphonate
Pulmonal	Husten	– Antitussiva – Sedativa
	Auswurf	– Inhalation – Expektoranzien
	Luftnot	– O_2-Gabe – Morphine
Gastrointestinal	Ernährung	– frühzeitige Beratung – orale Zusatznahrung – parenterale Ernährung über Portsystem
	Obstipation	– frühzeitiger Beginn der Stuhlregulierung – Trinkmenge >2 l + Bewegung – Laxanzien auch in Kombination: Förderung der Peristaltik Quellstoffe und Wasserretention

Tabelle VI. (Fortsetzung)

Symptomkomplexe	Beschwerden	Therapieoptionen (Beispiele)
	Diarrhöen	– verschiedene Medikamente: Verzögerung der Passage (z.B. Loperamid, Morphine) Adsorbentia – Kontrolle des Wasser- und Elektrolythaushalts
	Übelkeit und Erbrechen	– Metoclopramid – 5-HT3-Rezeptor-antagonisten – NK1-Rezeptorantagonisten – Kortikosteroide – Kombinationen inkl. Psychopharmaka
Skelett	Osteolysen, Knochen-schmerzen,	– Bisphosphonate p. o. + i. v. – Radiatio
	Hyperkalzämie	– Kortikosteroide – Analgetika
Hämatologie	Leukozytopenie und Infektionen	– regelmäßige Kontrollen – prophylaktisch Wachstums-faktoren (G-CSF) – orale Antibiotika
	Anämie und Erschöpfung	– Kontrolle des Eisenstoffwechsels – Erythropoese stimulierende Faktoren – Erythrozytentransfusionen
	Thrombo-zytopenie	– Thrombozytentransfusionen – Tranexamsäure

Andere supportive Maßnahmen werden speziell zur besseren Verträglichkeit der Chemotherapie geplant. Hierzu gehört z.B. eine ausreichende antiemetische Therapie oder die Stimulation der Blutbildung durch hämatopoetische Wachstumsfaktoren. Auch wenn keine Chemotherapie oder Bestrahlung mehr durchgeführt wird, also gerade in der letzten palliativen Lebensphase, profitieren die Patienten besonders von der supportiven Therapie.

7. Medikamentöse Tumorbehandlung: „Chemotherapie und andere Gifte“

Die medikamentöse Tumortherapie kann heute nicht mehr auf bloße klassische Chemotherapie reduziert werden. Einerseits gehört zu einem Behandlungskonzept wie oben beschrieben immer ein Konzept für eine umfassende supportive Therapie und andererseits muss zwischen den verschiedenen antineoplastischen Prinzipien gewählt werden. Neben den klassischen Chemotherapeutika gehören die hormonellen bzw. antihormonellen Maßnahmen und die immer bedeutender werdende Immuntherapie zu den Werkzeugen der Onkologen.

a) Hormontherapie

Bei der so genannten „Hormontherapie“ können folgende Behandlungsziele unterschieden werden:

1. Reduktion des Tumorwachstums, z.B.:
   - Antiöstrogene und Aromatasehemmer beim Mammakarzinom
   - Antiandrogene beim Prostatakarzinom
   - GnRH-Analoga bei Ovarial-, Mamma-, Prostatakarzinom
2. Reduktion der Tumoraktivität, z.B.:
   - Octreotid beim Karzinoid zur symptomatischen Therapie: Reduktion von Flush und Diarrhö
   - Kortison bei Lymphomen zur Reduktion der B-Symptomatik
3. Verbessern des Allgemeinbefindens (Supportivtherapie), z.B.:
   - Antiödematöse Therapie mit Kortikoiden (z.B. Hirnmetastasen)
   - Medroxyprogesteron bei Kachexie
   - Kortikoide bei Schmerzen

– Kortikoide oder Androgene bei Schwäche
– Östrogene als Lokaltherapie

Der unter 1. genannten Reduktion des Tumorwachstums kommt schon wegen der Bedeutung für zwei der häufigsten Tumoren (Mamma- und Prostatakarzinom) ein besonderer Stellenwert zu. Hier hat es durch die Einführung der Gonadotropin-Releasing-Hormon-Analoga (GnRH) und der modernen Aromatasehemmer besondere Fortschritte gegeben. Der Vorteil der GnRH-Analoga liegt in ihrer Fähigkeit, eine medikamentöse Ausschaltung der Ovarien oder Hoden auf Zeit herbeizuführen. Die regelmäßige subkutane Anwendung (Monats- oder Dreimonatsspritze) der Substanzen (z.B. Goserelin. Leuprorelin, Triptorelin, Buserelin) führt in gleichem Ausmaß zu einer Reduktion der Hormonproduktion in Hoden oder Eierstöcken, wie dies sonst nur mit einer Orchiektomie, Ovarektomie oder Ovarbestrahlung möglich ist. Die hoch wirksamen Aromatasehemmer unterdrücken die Bildung der steroidalen Hormone nicht nur in den Ovarien sondern auch in den Nebennieren. Die Kombination von GnRH-Analoga und Aromatasehemmern oder Antiandrogenen wird als totale Hormonblockade bezeichnet und stellt ein wichtiges Therapieprinzip beim Mamma- und Prostatakarzinom dar.

b) Klassische Chemotherapie

Die klassischen Zytostatika greifen in den Zellstoffwechsel von proliferierenden, d.h. wachsenden und sich teilenden Zellen ein und führen so zur Zerstörung dieser Zellen. Die Wirksamkeit ist somit meist bei den rasch wachsenden Tumoren am stärksten. Andererseits ist die Wirkung nicht selektiv auf Tumorzellen begrenzt. Es werden prinzipiell alle proliferierenden Gewebe getroffen. Dadurch können die unerwünschten Wirkungen („Nebenwirkungen“) erklärt werden, die sich als Haarausfall, Schleimhautschädigung oder Leukozytopenie bemerkbar machen können.

Tabelle VII. Wirkort im Zellzyklus verschiedener Zytostatika.

DNS-Biosynthese	Antimetabolite
	Methotrexat
	6-Mercaptopurin
	UFT
	5-FU
	Gemcitabine
	Ara-C
DNS	Alkylanzien
	Cyclophosphamid
	Ifosfamid
	Procarbazin
	Dacarbazin
	Thio-Tepa
	Temozolamid
	Platinkomplexe
	Cisplatin
	Carboplatin
	Oxaliplatin
	Anthrazykline
	Doxorubicin
	Idarubicin
	Epirubicin
	Topisomeraseinhibitoren
	Topoisomerase I
	Irinotecan
	Topotecan
	Topoisomerase II
	Etoposid
RNS	Anthrazykline
	Bleomycin
	5-FU
Proteine, Zellspindel	Hormone
	Vitamin-A-Antagonisten
	Vinca-Alkaloide
	Vinorelbin
	Taxol, Taxotere

Zytostatika können nach verschiedenen Prinzipien klassifiziert werden. Gebräuchlich ist eine Einteilung nach dem Angriffspunkt im Zellzyklus (Tabelle VII). Andere Klassifizierungen basieren auf den Erkenntnissen der Molekularbiologie und erfolgen nach den Zielmolekülen innerhalb der Zelle.

Nach einer Stagnation in der Entwicklung neuer Zytostatika sind seit Anfang der 1990er Jahre einer Reihe neuer, hoch potenter und zum Teil vom Nebenwirkungsspektrum gut verträglicher Zytostatika verfügbar. Es handelt sich zum Teil um neue Substanzgruppen, wie die Topoisomerase I-Hemmer (Irinotecan und Topotecan), zum Teil um Abkömmlinge bekannter Substanzgruppen, die sich jedoch durch ein anderes Wirkspektrum und bessere Verträglichkeit auszeichnen. Hierzu kann zum Beispiel das Platinderivat Oxaliplatin gerechnet werden. Durch diese neuen Zytostatika ist die Behandlung von Krebserkrankungen eindeutig verbessert worden. Zytostatika werden auch in Zukunft die Basis der systemischen Tumortherapie bleiben, wobei ein Schwerpunkt der Forschung auf der besseren Verträglichkeit liegt. Zum Bei-

Tabelle VIII. Beispiele neuerer Zytostatika in der Onkologie.

Medikament	Wichtige Indikationen
Paclitaxel (Taxol®)	Ovar, Lunge, Mamma, Kopf-Hals
Docetaxel (Taxotere®)	Ovar, Lunge, Mamma, Kopf-Hals, Prostata
Irinotecan (Campto®)	Kolon, Lunge, Cervix, Ovar, Magen
Topotecan (Hycamtin®)	Ovar, Lunge
Gemcitabine (Gemzar®)	Pankreas, Mamma, Ovar, Lunge, Blase
Vinorelbin (Navelbine®)	Mamma, Lunge
Cladribin (Leustatin®)	Haarzell-Leukämie, Lymphome
Fludarabin (Fludara®)	Lymphome
Oxaliplatin (Eloxatin®)	Kolon
Capecitabine (Xeloda®) oral	Mamma, Kolon
Temozolomid (Temodal®) oral	Gliome, Melanome
Tegafur-Uracil (UFT®) oral	Kolon

spiel werden immer mehr Substanzen entwickelt, die oral verfügbar sind und den Patienten Injektionen und Infusionen ersparen können. Zwar führt das Einnehmen von Tabletten statt Infusionen nicht zwangsläufig zu einer Reduktion der systemischen Nebenwirkungen, zumindest ist jedoch die psychologische Wirkung eine ganz andere. Als Beispiele für orale Medikamente können Capecitabine (Xeloda®), das in der Wirksamkeit mit 5-FU verglichen werden kann, und Temozolomid (Temodal®), das mit Dacarbazin vergleichbar ist, genannt werden. Die Zukunft der Systemtherapie wird jedoch eher in der Kombination von klassischen Zytostatika mit neuen Entwicklungen, wie den monoklonalen Antikörpern und den anderen zielgerichteten Substanzen liegen (siehe dort).

8. Targeted Therapy

Durch den rasanten Fortschritt der Molekularbiologie, der Genetik und der Bioinformatik eröffnen sich neue viel versprechende Therapieansätze. In der modernen Literatur findet man Begriffe wie „targeted therapy“ also zielgerichtete Therapie, molekulare Therapieansätze, „smart drugs“ also weiche (gleich nebenwirkungsarme) Medikamente oder auch „small molecule“ (soll heißen kleine Moleküle). Diese zum Teil suggestiven Bezeichnungen werden erweitert durch die Terminologie der Gentherapie und neuer diagnostischer Methoden wie „Genomics“ und „Proteomics“. Den meisten dieser neuen Therapieansätze ist gemeinsam, dass sie zielgerichtet auf eine vorher identifizierte molekulare Struktur in oder auf der Tumorzelle gerichtet sind. Idealerweise sind sie so spezifisch, dass die (Neben)Wirkung auf gesunde Zellen gering ist. Das Faszinierende an diesen Neuentwicklungen ist, dass sie schon über das theoretische Stadium hinaus sind. Der Beweis, dass das Prinzip funktioniert, ist bereits erbracht. Einige so entwickelte hoch effektive und nebenwirkungsarme Medikamente sind schon heute

Bestandteil des klinischen Alltags (Rituximab, Trastuzumab, Imatinib). Dadurch haben sie einen weiteren Forschungsschub ausgelöst, der gegenwärtig anhält.

Bei der Entwicklung dieser zielgerichteten Medikamente geht man davon aus, dass bösartige Tumoren auf zellulärer Ebene entstehen. Vorher gesunde Zellen verändern sich durch exogene Noxen, durch genetischen Zufall (Spontanmutation) oder gelegentlich auch durch ererbte Veranlagung zu bösartigen Zellen. Diese sind durch unkontrolliertes Wachstum, durch die Eigenschaft, ihre Umgebung zu zerstören, und die Fähigkeit, an entfernte Orte zu migrieren, d.h. zu metastasieren, charakterisiert. Das Wissen über diese zellulären Mechanismen, aber auch über interzelluläre Interaktionen, die zur Entstehung von Krebs beitragen, ist in den letzten Jahren exponentiell angewachsen. Heute können intrazelluläre Prozesse bis auf Molekülebene studiert und beschrieben werden. Dabei öffnet sich ein neuer Mikrokosmos mit einer ungeahnten Vielfalt an zellulären/molekularen Prozessen. Die Beschreibung und besonders die Identifikation der für die Krankheitsentstehung entscheidenden molekularbiologischen zellulären Prozesse ist daher schwierig. Die Kombination von Molekularbiologie mit den Fortschritten in der Bioinformatik erlaubt die Vielfalt zu ordnen und zu beschreiben und dann hoffentlich auch zu interpretieren.

Nachdem ein für die Krankheitsentstehung relevanter intra- und interzellulärer Prozess identifiziert worden ist, können die „molekularen Designer“ mit der Entwicklung von maßgeschneiderten Medikamenten beginnen, die genau auf diese Prozesse gerichtet sind. Sie versuchen gezielt in die relevanten Prozesse einzugreifen, indem sie zum Beispiel selektiv Rezeptoren oder intrazelluläre Signalketten blockieren. Im Idealfall sind diese Medikamente so spezifisch, dass sie das Tumorwachstum unterdrücken, ohne Wirkungen an anderen Zellen auszuüben.

Das Eingreifen in einen funktionell wichtigen Prozess der malignen Zelle wird aber für eine wirksame Tumortherapie meist nicht ausreichen. Nur die wenigsten Krebserkrankungen beruhen ausschließlich auf einem einzigen zellulären Defekt, meist kommen mehrere gestörte Prozesse, Signalwege oder Defekte zusammen. So hat man in den letzten Jahren gelernt, dass es zur Hemmung des Tumorwachstums in der Regel notwendig ist, mehrere molekularbiologische Signalwege zu blockieren. Die wichtigsten intrazellulären Prozesse sind außerdem in der Regel redundant angelegt. Wenn also ein Prozess oder Signalweg gezielt blockiert wird, aktiviert die Zelle einen der Umgehungsmechanismen um die Wirkung der gezielten Blockade aufzuheben.

Diese Mechanismen sind eine Erklärung dafür, warum viele der mit größten Erwartungen begonnenen klinischen Studien mit diesen neuartigen Medikamenten zunächst enttäuschende Ergebnisse hervorbrachten.

Eine weitere Tatsache ist bei der Planung zukünftiger Therapiestrategien zu berücksichtigen. Es ist seit langen bekannt, dass Tumoren der gleichen Entität bei dem einen Patienten auf eine Therapie ansprechen, bei einem anderen Patienten aber nicht. Dies kann z.B. durch Resistenzmechanismen erklärt werden, die individuell unterschiedlich exprimiert sind. Das bedeutet, dass neben der tumorspezifischen Variabilität auch eine interindividuelle Variabilität berücksichtigt werden muss. Damit kristallisiert sich für eine zukünftige „optimale“, individuell maßgeschneiderte Tumortherapie folgende Vision heraus:

1. Bezogen auf die Tumorart:
Identifikation und Beschreibung der für die Tumorentstehung und das Tumorwachstum relevanten intrazellulären und interzellulären Prozesse.

2. Bezogen auf den individuellen Patienten:
Beschreibung der im jeweiligen Patienten individuell vorliegenden Ausprägung dieser Prozesse und der Umgehungsmechanismen.

3. Synthese aus der Kenntnis von 1. und 2:
Zusammenstellung einer individuellen Therapie aus den zur Verfügung stehenden Zytostatika und der Palette der „targeted therapies“.

Die Beschreibung der tumorspezifischen zellulären Prozesse und ihrer im individuellen Patienten vorliegenden Ausprägung ist ohne die rasanten Fortschritte in der molekularen Diagnostik überhaupt nicht vorstellbar. Während noch vor einigen Jahren die Diagnose auch nur eines einzigen Defektes monatelange Laborarbeit in Anspruch nahm, ist es heute durch „high throughput technologies“ weitgehend automatisiert möglich, entweder eine große Menge von Proben für einen Marker oder eine Probe gleichzeitig auf viele Marker zu untersuchen. Man erhält so Gen- oder Proteinprofile eines Patienten (Genomics: Nachweis von DNA und mRNA; Proteomics: Nachweis von Proteinen). Man kann damit die Profile von Gesunden und Erkrankten vergleichen, indem man gleichzeitig für Hunderte oder Tausende von Genloci bestimmt, ob sie über- oder unterrepräsentiert sind. Bei dem Vergleich der so entstandenen Profile versucht man dann relevante Cluster zu identifizieren. Zum Beispiel können Adenokarzinome der Lunge durch verschiedene Genexpressionsprofile in drei bis fünf (wahrscheinlich) klinisch relevante Untergruppen unterteilt werden. Die dazu notwendigen Methoden der Mustererkennung sind durch die Fortschritte der Bioinformatik entwickelt worden.

Ohne den Anspruch auf Vollständigkeit sind im Folgenden einige der neuen Medikamente beschrieben. Einen schematischen Überblick geben Abbildung 4 und die Tabelle IX.

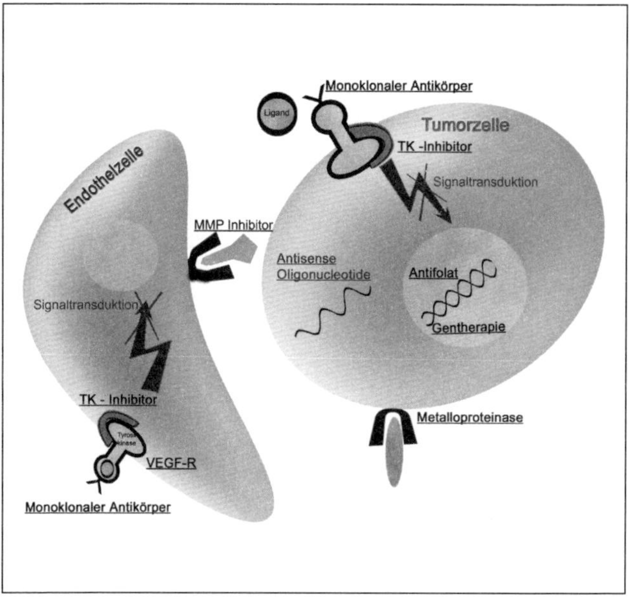

Abbildung 4. Schematischer Überblick über die „targeted therapy".

a) Rezeptoren: Monoklonale Antikörper

Durch die modernen Methoden der Molekularbiologie, des genetischen Engineering und durch die Beobachtung, dass bestimmte maligne Zellen spezifische Gene exprimieren, wurde die Therapie mit monoklonalen Antikörpern entwickelt. Meist handelt es sich bei den therapeutisch eingesetzten monoklonalen Antikörpern um gentechnisch hergestellte

Tabelle IX. Beispiele von zugelassenen und experimentellen Wirkstoffen der „targeted therapy".

Wirkstoffgruppe	Wirkstoff	Wirkungsweise
Monoklonale Antikörper	Cetuximab (C225)	Hemmung der Signaltransduktion
	Trastuzumab (Herceptin®)	komplementvermittelte Zytotoxizität
	Rituximab (Mabthera®)	zellvermittelte Zytotoxizität
	EMD 72000	Angiogenesehemmung
	ABX-EGF	Apoptoseinduktion
	Bevacizumab (Avastin®)	Angiogenesehemmung
	Omalizumab (Xolair®)	
Tyrosinkinase-inhibitoren	Gefinitib (Iressa®)	Blockade der Signaltransduktion
	ZD 1839	
	Imatinib (Glivec®)	Hemmung der Bcr-Abl-Tyrosinkinase
	Erlotinib (Tarceva®)	Hemmung des Tumorzellwachstums durch VEGF-Hemmung, Angiogenesehemmung
	OSI 774	
	PTK 787	
	Rapamycin (Sirolismus)	
Antifolat	Pemetrexed (Alimta®)	Hemmung der Purin- und Pyrimidinsynthese
c-DANN-Transfektion (Gentherapie)	ONYX-015	DNA-Synthesehemmung Zelllyse
Metallo-proteinasen	BB-2616 (Marimastat®) AG-3340 (Prinomastat®) Col - 3 (Metastat®) Bay 12-9566	Degradierung extra zellulärer Matrixproteine mit antiangiogenetischem und antiinvasivem Effekt
Antisense-Oligonukleotide	AP 12009 gegen TGF-beta	Hybridisierung mit RNA und Hemmung der Translation und Protein-biosynthese
	KI 67 Antisense-Oligonukleotide	
	G 3139 (BCL-2 Antisense)	
	LY 90 0003	
Hemmer des Arachidonsäure/Eicosanoid-Pathways	MEPM (LY 293111) (Montelukast®)	Lipooxygenasehemmung
	LY 317615	Proteinkinase C-Hemmung
	Celoxocib (Vioxx®)	COX-2-Hemmung

humanisierte Mausantikörper gegen ein spezifisches Antigen auf der Zelloberfläche. Idealerweise sollte dieses Antigen nur auf der Krebs- oder Lymphomzelle exprimiert werden, und so spezifisch die malignen Zellen markieren. Dies ist aber meist nicht der Fall, da die Antigene, wenn auch in geringerer Konzentration, auch auf gesunden Zellen nachgewiesen werden können. Geringe Wirkungen sind also auch hier „neben den Tumorzellen" zu erwarten. Im Vergleich mit den „unspezifischen" Zytostatika, ist die Behandlung jedoch wesentlich selektiver. Mehrere solcher Antikörper sind bereits als Medikamente zugelassen. So werden z.B. die monoklonalen anti-CD20- und anti-CD52-Antikörper bei bestimmten Formen der malignen Lymphome und der anti-Her2/neu-Antikörper bei Brustkrebs therapeutisch im klinischen Alltag eingesetzt. Auch ein Antikörper gegen bestimmte akute Leukämieformen ist verfügbar. Weitere Antikörper sind in der klinischen Entwicklung und zum Teil weit fortgeschritten in der klinischen Prüfung.

Das Wirkprinzip dieser immunologischen Therapie unterscheidet sich fundamental von der klassischen Chemotherapie. Der verabreichte monoklonale Antiköper bindet zunächst an das auf der Zelloberfläche exprimierte Antigen. Durch diese Antigen-Antikörper-Bindung können beispielsweise verschiedene immunologische Prozesse in Gang gebracht werden, deren Ziel die Vernichtung der Zelle ist. Die Zelle wird nämlich durch die Antigen-Antikörper-Bindung für das Immunsystem als fremd markiert. Die jetzt „fremde Zelle" setzt dann verschiedene zytotoxische Abwehrprozesse in Gang oder verstärkt sie. Andere Antikörper wirken nicht dadurch, dass sie eine immunologische Zellzerstörung auslösen, sondern indem sie durch die Bindung an das Antigen die Signaltransduktion in das Zellinnere blockieren (siehe unten). Wenn das Antigen z.B. ein Enzym in der Zellwand ist, das als Glied einer Signalkette am Zellwachstum beteiligt ist, kann seine Blockade antiproliferativ wirken.

Tabelle X. Antikörper in der Therapie.

Zugelassene Antikörper	
– Trastuzumab, anti-HER2/neu (c-erb/B2)	Mammakarzinom
Herceptin®	Lymphome
– Rituximab, anti-CD20, Mabthera®	Rezidiv CLL
– Alemtuzumab, anti-CD 52, MabCampath®	Lymphome
– Radiolabeled anti-CD20, Zaevalin®	Abstoßungsreaktion
– KT 3, anti-CD25, Zenapax®	
Experimentelle Antikörper (Auswahl)	
– Immunotoxine (Ricin + anti-CD30 AK)	M. Hodgkin
– Radiolabeled anti-CD22 AK	NHL
– Anti-CD38 AK	Multiples Myelom
– Bispezifische AK: anti-CD16/CD30	M. Hodgkin
– Anti-CD4 AK	T-Zell-Lymphom
– Bevacizumab, anti-VEGF-AK (Avastin®)	Kolon

Die Nebenwirkungen der monoklonalen Antikörper sind in der Regel geringer als die der klassischen Chemotherapie, dürfen jedoch trotzdem nicht unterschätzt werden. Durch ihre spezifische Wirkung auf die Antigen-tragenden Zellen, können sie an den Körperzellen, die das Antigen nicht exprimieren, nur wenig Schaden anrichten. Deshalb werden die klassischen Nebenwirkungen wie Haarverlust, Übelkeit, Störungen der Erythro- oder Thrombozytopoese fast nie beobachtet. Falls aber gesunde Zellen das Zielantigen tragen, muss immer auch von einer Wirkung auf diese Zellpopulation ausgegangen werden. Darüber hinaus muss eine gewisse Akuttoxizität in Kauf genommen werden. Diese kann als allergische Reaktion oder als Tumorlyse-Syndrom auftreten.

Insgesamt sind die Antikörper ein großer Fortschritt in der medikamentösen Therapie von malignen Erkrankungen (Tabelle X). Es ist ein faszinierendes Gebiet, welches in den kommenden Jahren noch weitere Fortschritte hervorbringen wird.

b) Signaltransduktion

Die immensen Fortschritte der Molekularbiologie haben nicht nur einen genauen Blick auf die Zelloberfläche ermöglicht, die zur Beschreibung der Rezeptoren und Oberflächenantigene führte, sondern auch die Kenntnisse über das Innere der Zelle wesentlich erweitert. So konnte man sich auch der Frage zuwenden, wie ein Signal von der Oberfläche bis in die Zielorganelle im Zytoplasma oder Zellkern weitergeleitet wird (Signaltransduktion) und welche Rolle diese Signaltransduktion beim Tumorwachstum spielt. Bei einigen malignen Zellen ist die Signalkaskade defekt, was eine unkontrollierte Proliferation zur Folge hat. Unter der Annahme, dass die Blockade einer solchen defekten Signalkette das maligne Wachstum hemmen könnte, begann man mit der gezielten Entwicklung von Medikamenten. Zurzeit werden in diesem Bereich viele verschiedene Ansätze verfolgt und erforscht. Dass die theoretischen Überlegungen richtig sind und das Prinzip funktioniert, zeigt ein neues Medikament, welches in die Signaltransduktion auf der Ebene der Tyrosinkinasen eingreift und bei der chronisch myeloischen Leukämie (CML) eine ausgezeichnete Effektivität besitzt. Der Tyrosinkinaseinhibitor STI571 greift an einer entscheidenden Stelle für die Entwicklung einer CML, nämlich an dem Produkt des Fusionsproteins der Tyrosinkinase an. Es inhibiert selektiv und spezifisch die Bcr-Abl-Tyrosinkinase. Klinische Studien zeigen, dass STI571 bei der CML sehr effektiv ist und nur wenige unerwünschte (Neben)Wirkungen hat. STI571 wurde deshalb vor kurzem zur Behandlung der CML unter dem Namen Imatinib (Glivec®) zugelassen und stellt einen Meilenstein in der Behandlung der CML dar.

Diese Art des molekularen Konfektionierens von Medikamenten geht bis in den Zellkern. Genetische Veränderungen werden studiert, mit dem Ziel sie durch gentherapeutische Therapieansätze wieder zu reparieren

c) Interzelluläre Interaktion

Die Malignität einer Tumorzelle ist nicht nur durch ihr unkontrolliertes Wachstum, sondern auch durch ihr lokal zerstörerisches Potenzial und ihre Fähigkeit zur Metastasierung gekennzeichnet. Die beiden letztgenannten Eigenschaften sind nur durch eine Interaktion der malignen Zelle mit ihrer Umgebung möglich. Durch das Studium der zugrunde liegenden molekularbiologischen Interaktionen ergibt sich eine Reihe weiterer therapeutischer Ansätze. Die nächste Umgebung der maligne Zelle, das so genannte Microenvironment, soll medikamentös so verändert oder geschützt werden, dass die maligne Zelle keinen Schaden anrichten kann. Eine besondere Bedeutung haben in diesem Zusammenhang die Blutgefäße. So ist die Beschäftigung mit den Blutgefäßen eines Tumors, besonders mit der Neubildung seiner Gefäße, ein besonders spannendes Kapitel der Tumorforschung.

Um eine Metastase zu bilden, muss eine maligne Zelle zunächst aus dem Primärtumor in ein Blutgefäß gelangen (Invasion). Mit dem Blutstrom gelangt die Zelle dann in ein Organ wie z.B. die Leber. Dort muss sie über den Kontakt mit dem Endothel der Leberblutgefäße in das Lebergewebe eindringen. Zum Wachstum benötigt eine Metastase reichlich Nährstoffe und Energie, die bis zur einer gewissen Größe durch einfache Diffusion zur Zelle gelangen können. Ab einer bestimmten Größe reicht die Diffusion nicht mehr aus und der Tumor beginnt zu hungern. Dies veranlasst ihn, Botenstoffe zu bilden, die für die Neubildung von Blutgefäßen und anderem Stützgewebe sorgen sollen. Dieser Vorgang wird als Angiogenese bezeichnet. Ein wichtiger Botenstoff dieser Art ist der so genannte VEGF (vascular endothelial growth factor). VEGF bindet an seinen spezifischen Rezeptor (VEGF-R), der auf Endothelzellen der Blutgefäße zu finden ist, und veranlasst diese, in den Tumor hineinzusprossen. Mit neuen Blutgefäßen versehen, steht dem ungehemmten Krebswachstum nun kein Nährstoffmangel mehr im Wege. Mit verschiedenen Ansätzen versucht man, das Wachstum von Tumorblutgefäßen und damit das Tumorwachstum zu unterdrücken. Es befinden sich bereits einige Medikamente, die als so genannte Angiogenese-Hemmer oder Angiogenese-Modulatoren bezeichnet werden, in klinischer Erprobung. So wurde beispielsweise ein monoklonaler Antikörper entwickelt, der VEGF erkennen kann (anti-VEGF-AK) und Bevacizumab genannt wurde. Einmal erkannt, wird VEGF an den Antikörper gebunden und kann so nicht mehr auf den Rezeptor einwirken. Wegen seiner überraschend starken Wirksamkeit bei metastasierten kolorektalen Karzinomen in einer großen klinischen Phase III-Studie, rechnet man in Kürze mit der Neuzulassung unter dem Namen Avastin®. Das Wirkprinzip der Anti-Angiogenese wird nicht nur mit monoklonalen Antikörpern gegen VEGF angegangen, sondern auch mit Wirkstoffen (Proteinen, „small molecules"), die den VEGF-Rezeptor direkt blockieren oder dessen Signaltransduktion ins Zellinnere unterdrücken sollen. Außerdem werden bereits Phase III Studien mit Wirkstoffen durchgeführt, die andere Wachstumsfaktoren für Blut- und Bindegewebe beeinträchtigen. Hierzu gehören der epidermale Wachstumsfaktor (EGF) mit seinem Rezeptor, gegen den ein chimerischer monoklonaler Antikörper (Cetuximab, Erbitux®) gerichtet ist, oder der von Thrombozyten abstammende Wachstumsfaktor („platelet-derived growth factor", PDGF).

9. Therapie mit nicht erwiesener Wirksamkeit: „Komplementärmedizin"?

Fast jeder Patient, der nach den Regeln der so genannten „Schulmedizin" behandelt wird, setzt sich auch mit anderen Behandlungsformen, der so genannten „Alternativmedizin" auseinander. Heute wird besser die Bezeichnung „Komplementärmedizin" verwendet, da der Begriff „Alternative" suggeriert, es würde sich tatsächlich um eine ernst zu nehmende andere Möglichkeit der Krebstherapie handeln. Dies ist jedoch nicht der Fall und die Bezeichnung „Komplementärmedizin" trifft besser den ergänzenden Charakter dieser Medizin. Es gibt viele Gründe, die unsere Patienten veranlassen, diese Behandlungsmethoden anzuwenden:

1. Das Misstrauen in die klassische, „wissenschaftliche", häufig als kalt und seelenlos empfundene Medizin.
2. Die diffuse Angst vor „Chemie", vor allem der Chemotherapie.
3. Der Wunsch, in jedem Fall noch etwas zusätzlich zu tun – eben eine Alternative anwenden.
4. Der Druck durch Freunde, Angehörige und auch durch die Medien, nichts unversucht zu lassen.
5. Einer der stärksten Gründe dürfte der Wunsch sein, selber irgendetwas aktiv zur Gesundung beizutragen.

Viele dieser Intentionen werden von den Vertretern der „Schulmedizin" nicht genügend ernst genommen. Gerade der letztgenannte Grund muss als extrem wichtig angesehen werden. Der Patient, der sich als hilfloses Opfer der Medizin erlebt, der alles über sich ergehen lassen muss und seine Selbstbestimmung verliert, wird in der Regel mehr Nebenwirkungen und Komplikationen entwickeln und nicht so gut auf die Behandlung ansprechen, wie der aktiv beteiligte Patient. Die Onkologie ist gut beraten, wenn sie diese Erkenntnis berücksichtigt und stärker als bisher in die Behandlung einbezieht. Auf der anderen Seite kann ein guter, medizinisch-wissenschaftlich geschulter Onkologe nicht jeder Modeströmung hinterherlaufen. Er kann nicht jedes neue „Kraut" einsetzen, auch wenn es in der Presse als neue Wunderdroge gepriesen wird, da in fast allen Fällen jeder wissenschaftlich haltbare Wirksamkeitsnachweis und häufig auch der toxikologische Unbedenklichkeitsnachweis fehlt. Es ist eine immanente Binsenwahrheit, dass man nicht seine eigene Alternative sein kann. Gerade nach dem „Anderen“ verlangen aber viele Patienten.

Die Zahl der Substanzen und Methoden, die als „komplementäre Krebsmedikamente“ eingesetzt werden, ist beträchtlich und immer wieder Modeströmungen unterworfen. Neben der großen Gruppe der Nahrungsergänzungsmittel, wie Selen, Vitaminpräparate und Tees, werden vor allem Substanzen zur Stimulation des Immunsystems eingesetzt. Neben den Entzündungshemmern und den zum Glück in Verruf geratenen Thymuspräparaten, ist die Mistel das seit Jahren beliebteste Medikament. Es ist erstaunlich und geradezu ein Charakteristikum dieser Behandlungen, dass die Ziele, mit denen ein und dasselbe Medikament angewendet wird, extrem unterschiedlich sein können. Dies kann am Beispiel der Mistel dargestellt werden. Mistelpräparate sind zur „Palliativtherapie im Sinne einer unspezifischen Reiztherapie bei malignen Tumoren“ nach dem Arzneimittelgesetz zugelassen. Sie sind in der Roten Liste sogar an erster Stelle unter Zytostatika aufgeführt. Die Indikationen, unter denen Mistelpräparate verordnet werden, sind sehr vielfältig:

1. Palliativtherapie zur Tumorreduktion
2. Adjuvante Therapie zur Verhinderung eines Rezidivs
3. Supportive Therapie zur besseren Verträglichkeit einer Chemotherapie, häufig dann gleichzeitig zur Chemotherapie verordnet
4. Supportive Therapie nach Ende einer Chemotherapie, Strahlenbehandlung oder Operation zur schnelleren Erholung von den Nebenwirkungen der spezifischen Behandlung
5. Besonders häufig wird die Mistel zur „Verbesserung des Immunsystems“ eingesetzt

Es ist erstaunlich und bezeichnend, dass nach vielen Jahrzehnten der Misteltherapie nach wie vor keine wissenschaftlich anerkannten Studienergebnisse vorliegen, die den klinischen Nutzen zweifelsfrei belegen. Wohlgemerkt: Eine Wirkung der Substanz ist in vielen Studien und Experimenten bewiesen worden. Die Mistel kann zu Fieber und Schüttelfrost führen, an der Injektionsstelle können Rötungen und Infiltrationen auftreten und man kann experimentell eine Wirkung auf verschiedene Zellen des Immunsystems nachweisen. Es steht aber der überprüfbare Beweis aus, dass die beobachteten Wirkungen für eine Gruppe von Patienten gegenüber einem Plazebo einen klinischen Nutzen bewirken. Es wurde bislang kein Tag Lebensverlängerung, keine eindeutige Tumorreduktion, keine Verbesserung der Lebensqualität und keine Verbesserung des Immunsystems in einer Studie nachgewiesen. Der Nutzen wird eher damit „bewiesen“, dass immer wieder von einzelnen Patienten berichtet wird, die sich durch die Misteltherapie deutlich besser fühlten oder „länger“ lebten. Von vielen Autoren wird die Misteltherapie deshalb auch als „reine Plazebotherapie“ abgelehnt.

Auf die Vielzahl der Substanzen, die als Medikamente „mit nicht erwiesener Wirksamkeit“ eingesetzt werden, kann hier nicht im Einzelnen eingegangen werden. Es können jedoch folgende allgemeine Grundsätze festgehalten werden:

1. Eine so genannte „komplementäre oder alternative Medizin“ darf nicht dazu führen, dass einem Patienten eine wirksame etablierte Behandlung vorenthalten wird.
2. Alle sinnvollen Therapieansätze mit so genannter „Komplementärmedizin“ sollten gewissenhaft in klinischen Studien überprüft werden. Sobald eine Wirksamkeit erwiesen ist, wird die Therapie unverzüglich als „Schulmedizin“ eingesetzt werden. Die Patienten werden dann jedoch sofort nach anderen „Alternativen“ suchen.
3. Die schulmedizinische Onkologie hat dem Wunsch der Patienten nach aktiver Beteiligung an der Therapie bislang nur unzureichend Rechnung getragen. Hier sind Verbesserungen sinnvoll und notwendig.

4. Auch eine Behandlung, die aus wissenschaftlicher Sicht zu recht als „Plazebomedizin“ qualifiziert wird, kann im Einzelfall eine sehr effektive Therapie sein. Wenn durch „Plazebogabe“ z.B. eine deutliche Steigerung der Lebensqualität bei einem Tumorpatienten erreicht wird, ist dies eine sinnvolle Therapie. Es muss wie bei einer Chemotherapie nur sehr sorgfältig darauf geachtet werden, dass die „unerwünschten Wirkungen“ dokumentiert und ggf. behandelt werden. Der Patient muss außerdem adäquat über die Therapieziele aufgeklärt werden und diese sollten regelmäßig überprüft werden.
5. Prinzipiell können komplementäre Maßnahmen bei allen Malignomen eingesetzt werden. Bei Erkrankungen des Blutes oder des Immunsystems, wie z.B. bei Non-Hodgkin-Lymphomen, sollten jedoch alle immunstimulierenden Substanzen nur in kontrollierten klinischen Studien angewendet werden. Dies bedeutet, dass z.B. die Mistel bei Lymphomen nicht unkontrolliert angewendet werden sollte, da sie – wenn wirksam – auch das Lymphom stimulieren könnte.

10. Nachsorge

Es gibt verschiedene Ansätze und Möglichkeiten die Krebstodesrate zu beeinflussen und zu reduzieren. Die erste Möglichkeit besteht in der Verbesserung der Prävention (Primärprävention). Damit ist die Aufklärung über gesundheitsschädliches Verhalten, die Gesundheitserziehung in Vorschule und Schule und besonders im Elternhaus gemeint. Verantwortlich hierfür ist jeder einzelne selbst, die Gesellschaft und damit auch die Politik. Der Hausarzt spielt hier als Multiplikator eine herausragende Rolle. Die Wirkung solcher primärpräventiven Programme ist zum Beispiel für das Bronchialkarzinom und Nikotinkonsum bewiesen. Die zweite theoretische Möglichkeit ist die Früherkennung (Sekundärprävention). Abhängig von den derzeitigen diagnostischen und therapeutischen Möglichkeiten gibt es sinnvolle Früherkennungsprogramme nur für wenige Erkrankungen. Nicht immer ist die Diskussion über Früherkennungsprogramme ohne Emotionen und ebenfalls nicht immer ohne wirtschaftliche Aspekte. Die dritte Möglichkeit ist die Verbesserung der Therapie. Die vierte Möglichkeit ist der Einsatz einer effektiven Nachsorge. Die Notwendigkeit der onkologischen Nachsorge wurde in den letzten 20 Jahren eifrig propagiert. Ohne dies grundsätzlich in Frage zu stellen ist eine undifferenzierte Nachsorge heute aber nicht mehr vertretbar.

Zunächst scheint eine Begriffsbestimmung nützlich. Onkologische Nachsorge im weiteren Sinne umfasst alle diagnostischen und therapeutischen Bemühungen nach der primären Therapie einer bösartigen Erkrankung. Nun kann die Primärtherapie kurativ, palliativ lebensverlängernd oder lediglich symptomatisch sein. Besteht nach primärer Therapie keine komplette Remission, sollte nicht von Nachsorge sondern von Weiterbehandlung gesprochen werden. In dieser dann palliativen Situation bestehen die Aufgaben der Weiterbehandlung in dem erneuten oder sequenziellen Einsatz einer Rezidivtherapie oder in rein supportiver Therapie, die auf eine Verbesserung der Lebensqualität und der Psyche, auf Unterstützung und menschliche Zuwendung gerichtet sein kann. Als Nachsorge im engeren Sinne sollen die Bemühungen nach einer primär kurativen Therapie verstanden werden. Ist also nach primärer Therapie kein Tumor mehr nachweisbar (= komplette Remission), sollte eine Nachsorge beginnen, die verschiedene Aspekte und Ziele haben kann:

1. Die Erkennung eines Rezidivs
2. Die Einleitung einer erneuten kurativen oder mindestens deutlich lebensverlängernden Therapie
3. Psychische Sicherheit des Patienten

4. Die Dokumentation von Therapiefolgen und Nebenwirkungen
5. Die Erkennung und Behandlung von Therapieschäden (Spättoxizität)
6. Die Erkennung von Zweittumoren
7. Gewinnung epidemiologischer Daten (Krebsregister)

Fasst man alle Beteiligten an Nachsorge und Nachbetreuung zusammen, so sind neben den Patienten der Primärtherapeut, der Hausarzt, die Seelsorge, das Pflegepersonal, die Physiotherapeuten, die Selbsthilfegruppen, die Psychologen und die Sozialarbeiter zu nennen. Sie alle haben an verschiedenen Stellen und zu verschiedenen Zeitpunkten ihre Aufgaben.

Bei allgemeiner Zustimmung zu den oben skizzierten Zielen der Nachsorge wird die Prognoserelevanz der onkologischen Nachsorge heute kritisch diskutiert. Die bezieht sich insbesondere auf die unter 1. und 2. genannten Ziele. Wird durch die derzeitigen Bemühungen in der Nachsorge tatsächlich eine Lebensverlängerung erreicht? Rechtfertigen die Ergebnisse die eingesetzten Mittel? Die Fragestellung kann nicht darauf beschränkt werden, ob es den Nachsorgemaßnahmen gelingt, ein Rezidiv diagnostizieren zu können. Sie muss vielmehr nach der Verbesserung der Prognose des Patienten, als nach der Erhöhung der Überlebenswahrscheinlichkeit fragen. Insofern muss die Effektivität der Nachsorge heute durch die Rate von Patienten definiert werden, bei denen durch die Nachsorgemaßnahmen ein Rezidiv im asymptomatischen Stadium diagnostiziert wird, das dann noch kurativ oder mindestens deutlich lebensverlängernd behandelbar ist. Demnach lautet die Kernfrage nach der Prognoserelevanz der onkologischen Nachsorge: Wie viele asymptomatische Rezidive maligner Erkrankungen sind durch eine schematisierte Nachsorge früh genug diagnostizierbar, um erneut kurativ behandelt werden zu können?

Aus dieser Fragestellung ergeben sich verschiedene Voraussetzungen für eine effektive, prognoserelevante Nachsorge:

1. Die Nachsorgeuntersuchungen sollten möglichst spezifisch, sensitiv, preiswert und für den Patienten erträglich ein Rezidiv im asymptomatischen Zustand erkennen.
2. Das Rezidiv muss eine bessere Prognose haben, wenn es durch die Nachsorgemaßnahmen im asymptomatischen Stadium diagnostiziert wird.
3. Für die Behandlung des Rezidivs muss eine kurative oder mindestens deutlich lebensverlängernde therapeutische Strategie zu Verfügung stehen.
4. Ein Rezidiv darf im Verhältnis zur Prognoseverbesserung nicht selten sein.

In der Praxis versucht man Rezidive durch die Kombination verschiedener diagnostischer Maßnahmen frühzeitig zu entdecken. Die onkologische Nachsorge wird häufig anhand von Nachsorgeempfehlungen der Krebsgesellschaften der Bundesländer oder der Deutschen Krebsgesellschaft durchgeführt. Die zeitliche Staffelung der verschiedenen Untersuchungsmethoden versucht man nach der Wahrscheinlichkeitsdichte für das Auftreten eines Rezidivs zu bestimmen.

Die Relevanz bisher empfohlener Nachsorgeprogramme ist nur für wenige Tumorarten in Studien untersucht worden. Die meisten Studien liegen zum kolorektalen Karzinom vor. Die Ergebnisse dieser Studien sind eher ernüchternd.

Die wenigen bisher publizierten Studien zeigen, dass eine pauschale Aussage zur Prognoserelevanz der onkologischen Nachsorge nicht möglich ist. Während für das Hodenkarzinom die Prognoserelevanz belegt scheint, gilt dies – soweit man das aufgrund der wenigen geführten Studien sagen kann – nicht gleichermaßen für die gastrointestinalen Tumoren. Auch beim kolorektalen Karzinom muss die Effektivität einer schematischen Nachsorge kritisch beurteilt werden.

Daraus kann nun aber nicht der Umkehrschluss gezogen werden, dass Nachsorge generell uneffektiv und unsinnig sei. Man darf lediglich folgern, dass die bisher angewandten Nachsorgekonzepte – besonders für gastrointestinale Erkrankungen – verbessert werden müssen. Das Ziel der Nachsorge, nämlich eine Früherkennung von Rezidiven mit der Möglichkeit lebensverlängernder oder kurativer therapeutischer Intervention, wird von keinem bezweifelt werden. Undifferenzierte pauschalisierte Nachsorgeprogramme müssen zu Gunsten risikoadaptierter individualisierter Nachsorgeprogramme verlassen werden. Dazu müssten vorher Prognosefaktoren identifiziert und in ihrer Bedeutung untersucht werden. Ob eine dann risikoadaptierte Nachsorge eine Verbesserung der Effektivität bewirken kann, müssen zukünftige Studien untersuchen.

Die beiden wesentlichen Parameter für die Effektivität der Nachsorge, nämlich die diagnostischen Möglichkeiten zur Früherkennung eines Rezidivs sowie die therapeutischen Möglichkeiten zu kurativen und/oder lebensverlängernden Behandlung eines Rezidivs, sind laufend Änderungen unterworfen. Damit ist einsichtig, dass ein neues diagnostisches Verfahren zur Früherkennung oder ein neuer wirksamer therapeutischer Ansatz die Effektivität von Nachsorgeprogrammen direkt beeinflussen kann. Deswegen und aufgrund der gesundheitsökonomischen Anforderungen ist die Entwicklung verbesserter Nachsorge-Strategien und die Beurteilung ihrer Effizienz eine Daueraufgabe der Onkologie. Hierbei dürfen die anderen wichtigen Ziele der Nachsorge nicht aus dem Auge verloren werden.